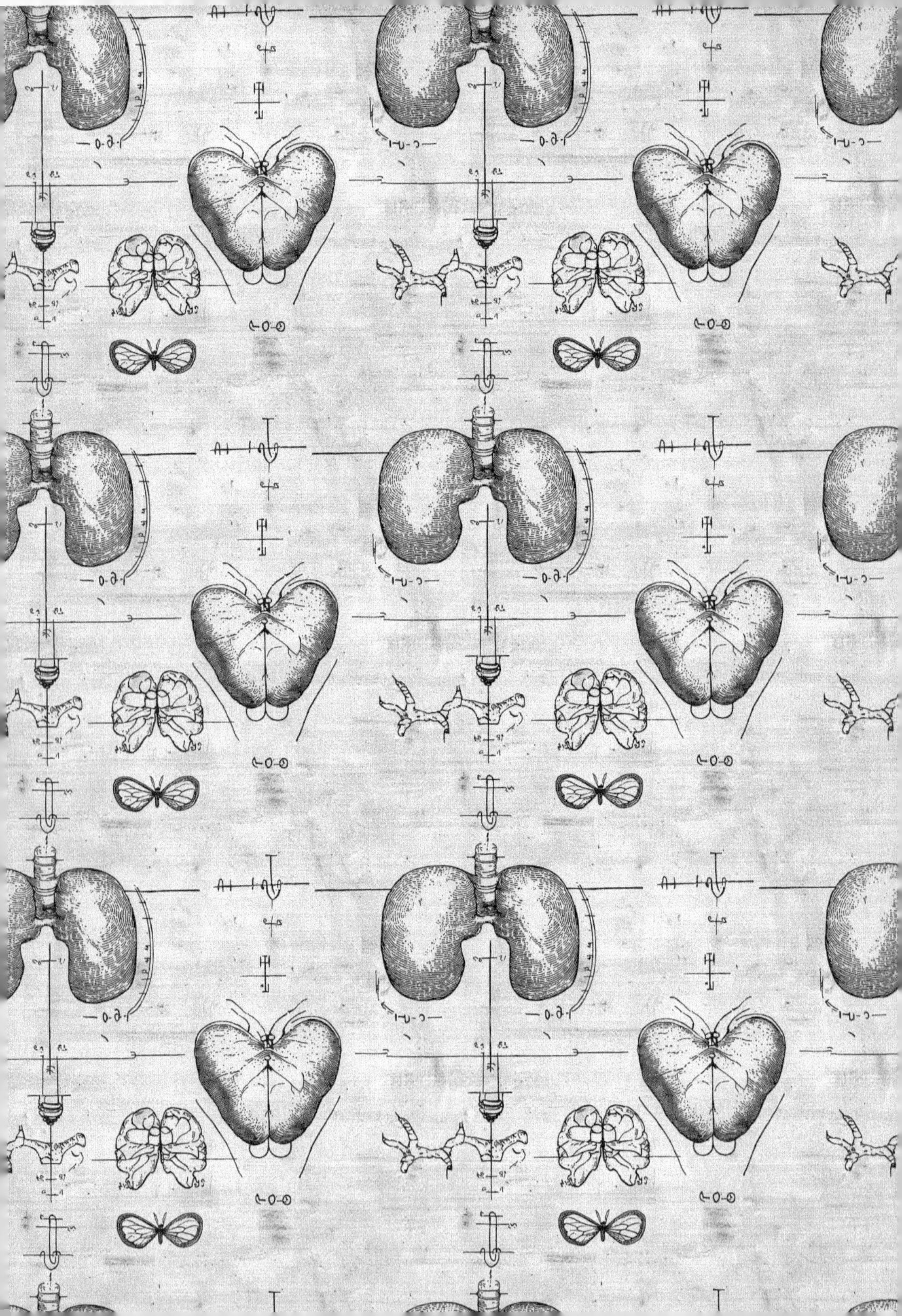

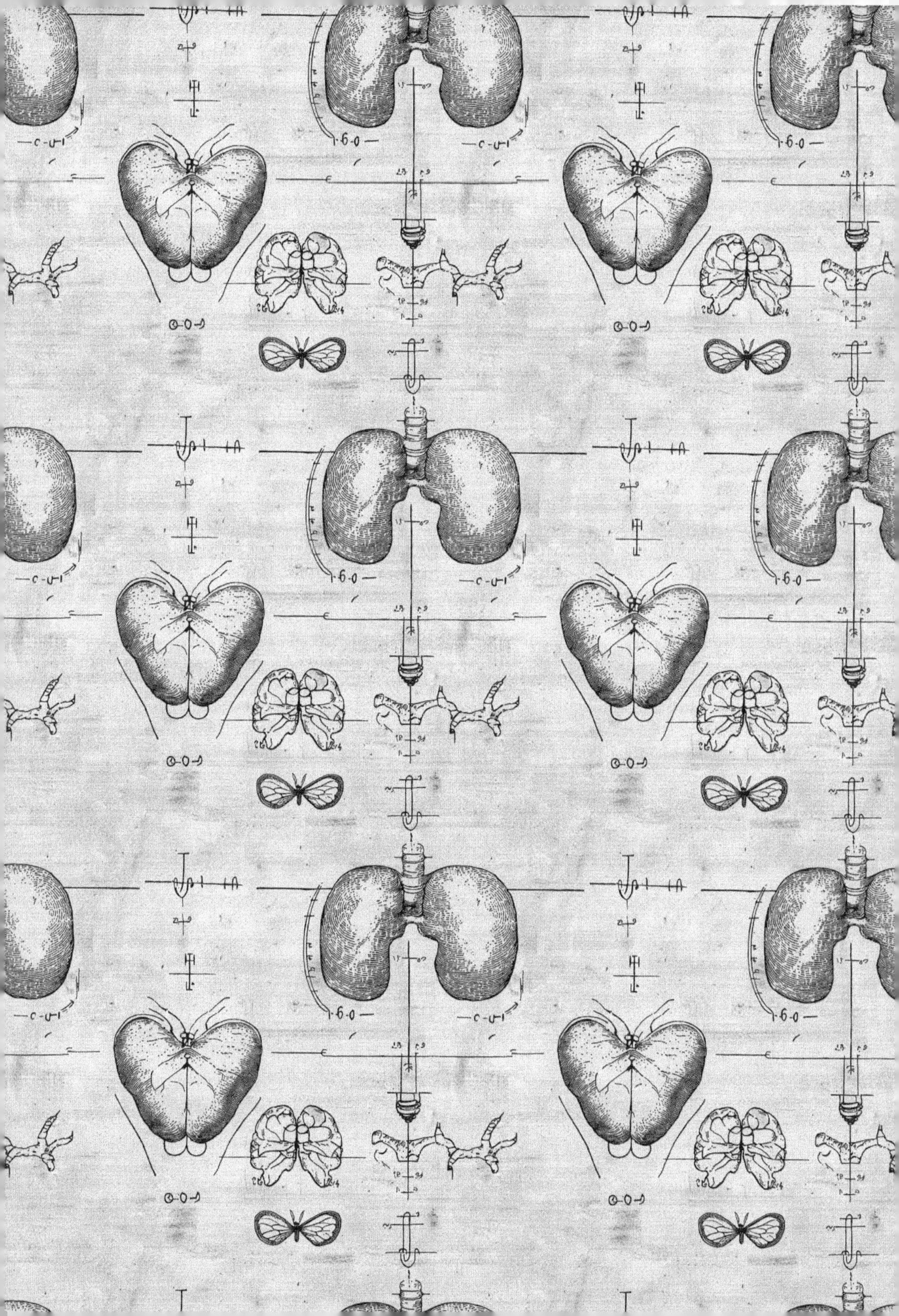

Impressum

Saage Media GmbH
c/o SpinLab – The HHL Accelerator
Spinnereistraße 7
04179 Leipzig, Germany
E-Mail: contact@SaageMedia.com
Web: www.SaageMedia.com
Commercial Register: Local Court Leipzig, HRB 42755 (Handelsregister: Amtsgericht Leipzig, HRB 42755)
Managing Director: Rico Saage (Geschäftsführer)
VAT ID Number: DE369527893 (USt-IdNr.)

Publisher: Saage Media GmbH
Veröffentlichung: 02.2025
Umschlagsgestaltung: Saage Media GmbH
ISBN-Softcover (de): 978-3-384-51826-2
ISBN-Ebook (de): 978-3-384-51827-9

Rechtliches / Hinweise

Die in diesem Buch aufgeführten externen Links und Quellenverweise wurden zum Zeitpunkt der Buchveröffentlichung geprüft. Auf die aktuellen und zukünftigen Gestaltungen und Inhalte der verlinkten Seiten hat der Autor keinen Einfluss. Für illegale, fehlerhafte oder unvollständige Inhalte sowie für Schäden, die durch die Nutzung oder Nichtnutzung der Informationen entstehen, haftet allein der Anbieter der verlinkten Website, nicht derjenige, der über Links auf die jeweilige Veröffentlichung verweist. Alle verwendeten externen Quellen sind im Literaturverzeichnis aufgeführt. Trotz sorgfältiger inhaltlicher Kontrolle übernehmen wir keine Haftung für die Inhalte externer Quellen. Für den Inhalt der zitierten Quellen sind ausschließlich deren Betreiber verantwortlich. Bilder und Quellen Dritter sind als solche gekennzeichnet. Die Vervielfältigung, Bearbeitung, Verbreitung und jede Art der Verwertung außerhalb der Grenzen des Urheberrechtes bedürfen der schriftlichen Zustimmung des jeweiligen Autors bzw. Erstellers.
Die Daten in den Diagrammen, die nicht explizit mit einer Quelle gekennzeichnet sind, basieren nicht auf Studien, sondern sind unverbindliche Annahmen zur besseren Visualisierung.
Dieses Buch wurde unter Verwendung von Künstlicher Intelligenz (KI) und anderen Tools erstellt. Unter anderem wurden Tools für die Recherche, das Schreiben/Lektorieren und die Generierung der dekorativen Illustrationen eingesetzt. Trotz Kontrolle können Fehler nicht vollständig ausgeschlossen werden. Wir möchten betonen, dass der Einsatz von KI als unterstützendes Werkzeug dient, um unseren Lesern ein qualitativ hochwertiges und inspirierendes Leseerlebnis zu bieten.

Bendis Saage

Schilddrüsenunterfunktion anders behandeln: Die Schilddrüse natürlich heilen

Ganzheitliche Therapie bei Hashimoto und Schilddrüsenüberfunktion - Mit Ernährungskonzepten und naturheilkundlichen Ansätzen für eine gesunde Schilddrüse

97 Quellen
43 Diagramme
55 Bilder
7 Illustrationen

Liebe Leserinnen, liebe Leser,

von Herzen danken wir Ihnen, dass Sie sich für dieses Buch entschieden haben. Mit Ihrer Wahl haben Sie uns nicht nur Ihr Vertrauen geschenkt, sondern auch einen Teil Ihrer wertvollen Zeit. Das wissen wir sehr zu schätzen.

Schilddrüsenprobleme betreffen Millionen Menschen - doch die Standardtherapie greift oft zu kurz. Dieses Fachbuch zeigt neue Wege auf, wie Hashimoto und Schilddrüsenunterfunktion ganzheitlich und nachhaltig behandelt werden können. Neben fundierten Erklärungen zu den Grundlagen der Schilddrüsenfunktion bietet es konkrete Handlungsempfehlungen aus der Naturheilkunde und Ernährungsmedizin. Leser erhalten einen praxisorientierten Leitfaden mit erprobten Therapiekonzepten, von der Optimierung der Laborwerte über gezielte Ernährungsstrategien bis hin zu bewährten pflanzlichen Heilmitteln. Die vorgestellten Methoden lassen sich gut in den Alltag integrieren und mit einer konventionellen Behandlung kombinieren. Das Buch verbindet moderne wissenschaftliche Erkenntnisse mit traditionellem Heilwissen zu einem ganzheitlichen Behandlungsansatz, der die Selbstheilungskräfte aktiviert und die Lebensqualität spürbar verbessert. Entdecken Sie jetzt neue Perspektiven für Ihre Schilddrüsengesundheit - mit fundierten Konzepten für mehr Vitalität und Wohlbefinden.

Dieser Ratgeber bietet Ihnen verständlich aufbereitete und praxisnahe Informationen zu einem komplexen Thema. Dank selbst entwickelter digitaler Tools, die auch neuronale Netze nutzen, konnten wir umfangreiche Recherchen durchführen. Die Inhalte wurden optimal strukturiert und bis zur finalen Fassung ausgestaltet, um Ihnen einen fundierten und leicht zugänglichen Überblick zu ermöglichen. Das Ergebnis: Sie erhalten einen umfassenden Einblick und profitieren von klaren Erklärungen und anschaulichen Beispielen. Auch die visuelle Gestaltung wurde durch diese fortschrittliche Methode optimiert, damit Sie die Informationen schnell erfassen und nutzen können.

Wir bemühen uns um höchste Genauigkeit, sind aber für jeden Hinweis auf mögliche Fehler dankbar. Besuchen Sie unsere Website, um die aktuellsten Korrekturen und Ergänzungen zu diesem Buch zu finden. Diese werden auch in zukünftigen Auflagen berücksichtigt.

Wir hoffen, Sie haben viel Freude beim Lesen und entdecken Neues! Sollten Sie Anregungen, Kritik oder Fragen haben, freuen wir uns über Ihre Rückmeldung. Nur durch den aktiven Austausch mit Ihnen, den Lesern, können zukünftige Auflagen und Werke noch besser werden. Bleiben Sie neugierig!

Bendis Saage

Saage Media GmbH - Team

- www.SaageBooks.com/de
- support@saagemedia.com
- Spinnereistraße 7 - c/o SpinLab – The HHL Accelerator, 04179 Leipzig, Germany

Schnell zum Wissen

Für ein optimales Leseerlebnis möchten wir Sie mit den wichtigsten Merkmalen dieses Buches vertraut machen:

- **Modularer Aufbau:** Jedes Kapitel ist in sich abgeschlossen und kann unabhängig von den anderen gelesen werden.
- **Fundierte Recherche:** Alle Kapitel basieren auf gründlicher Recherche und sind mit wissenschaftlichen Quellenangaben belegt. Die in den Diagrammen dargestellten Daten dienen der besseren Visualisierung und beruhen auf Annahmen, nicht auf den in den Quellen angegebenen Daten. Eine umfassende Liste der Quellen und Bildnachweise befindet sich im Anhang.
- **Verständliche Terminologie:** Unterstrichene Fachbegriffe werden im Glossar erläutert.
- **Kapitelzusammenfassungen:** Am Ende jedes Kapitels finden Sie prägnante Zusammenfassungen, die Ihnen einen Überblick über die wichtigsten Punkte geben.
- **Konkrete Handlungsempfehlungen:** Jedes Subkapitel schließt mit einer Liste konkreter Ratschläge ab, die Ihnen helfen sollen, das Gelernte in die Praxis umzusetzen.

Zusätzliche Bonus-Materialien auf unserer Website

Auf unserer Website planen wir Ihnen folgende exklusive Materialien zur Verfügung zu stellen:

- Bonusinhalte und zusätzliche Kapitel
- Eine kompakte Gesamtzusammenfassung
- Eine Hörspiel Version. (In Planung)

Die Website befindet sich derzeit noch im Aufbau.

www.SaageBooks.com/de/
schilddruesenerkrankungen_verstehen_und_behandeln-bonus-BEI9
3WC

Inhaltsverzeichnis

- 2. Schilddrüsenunterfunktion
    - 2. 1 Ursachen und Symptome
        - Körperliche Anzeichen
        - Psychische Veränderungen
        - Stoffwechselstörungen
    - 2. 2 Ernährungstherapie
        - Nährstoffbedarf
        - Lebensmittelauswahl
        - Mahlzeitengestaltung
    - 2. 3 Alternative Behandlungsmethoden
        - Pflanzliche Heilmittel
        - Entspannungstechniken
        - Bewegungstherapie

- 3. Schilddrüsenüberfunktion
  - 3. 1 Krankheitsbild
    - Organische Veränderungen
    - Stoffwechselentgleisungen
    - Begleitsymptome
  - 3. 2 Ernährungskonzepte
    - Energiebedarf
    - Mineralstoffversorgung
    - Vitaminhaushalt
  - 3. 3 Naturheilkundliche Ansätze
    - Heilpflanzenanwendung
    - Ausleitungsverfahren
    - Regulationstherapie

1. Grundlagen der Schilddrüsenfunktion

Haben Sie sich jemals gefragt, wie ein kleines, schmetterlingsförmiges Organ Ihr gesamtes Wohlbefinden steuern kann? Die Schilddrüse gehört zu den faszinierendsten Strukturen des menschlichen Körpers und beeinflusst nahezu jede Körperfunktion - von der Herzfrequenz bis zum Stoffwechsel. Moderne Forschung zeigt, dass die optimale Funktion dieses Organs von vielen Faktoren abhängt, die weit über die klassische Betrachtung von Laborwerten hinausgehen. Ein ganzheitliches Verständnis der Schilddrüsenfunktion ermöglicht neue Perspektiven für Diagnose und Therapie. In diesem Kapitel entdecken Sie die erstaunlichen Mechanismen, die hinter der Regulation unseres "Stoffwechsel-Dirigenten" stehen.

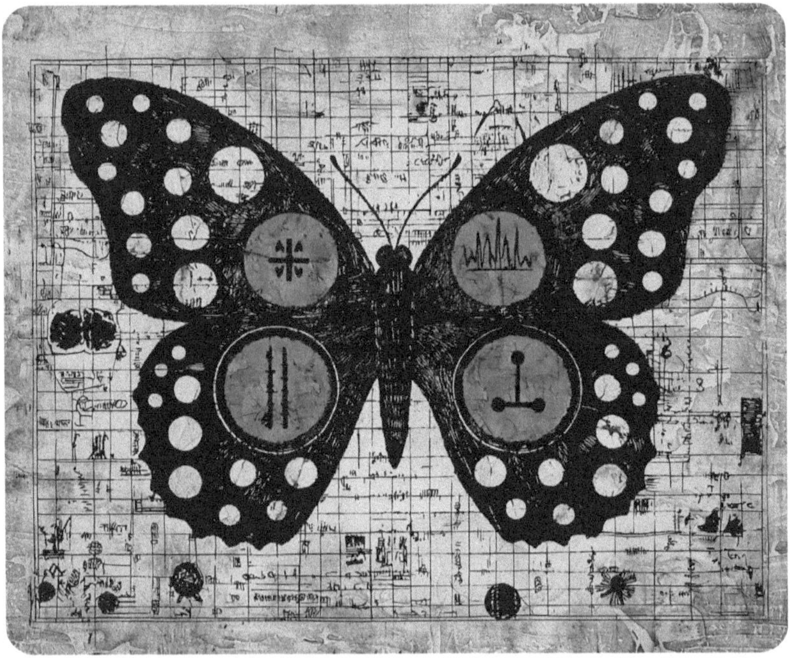

1. 1 Anatomie und Physiologie

Um die Schilddrüsenunterfunktion natürlich zu behandeln, ist ein Verständnis ihrer anatomischen und physiologischen Grundlagen unerlässlich. Die Schilddrüse, ein kleines Organ, beeinflusst den Stoffwechsel, das Herz-Kreislauf-System, die Verdauung und sogar die Nierenfunktion. Eine Fehlfunktion kann vielfältige Symptome und komplexe Wechselwirkungen mit anderen Organen hervorrufen. Dieses Kapitel liefert das nötige Wissen, um die Zusammenhänge zu verstehen und die richtigen Schritte für Ihre Gesundheit einzuleiten.

Eine Schilddrüsenunterfunktion kann vielfältige Auswirkungen auf verschiedene Organsysteme haben und deren Zusammenspiel beeinflussen. Daher ist eine ganzheitliche Betrachtung und Behandlung, die den gesamten hormonellen Kontext und die Wechselwirkungen zwischen den Organen berücksichtigt, entscheidend für eine erfolgreiche Therapie.

Hormonelle Steuerungsprozesse

Der Hypothalamus steuert als zentrale Schaltstelle die Hormonproduktion und beeinflusst dadurch zahlreiche Körperfunktionen. Seine anatomische Struktur gliedert sich in drei Bereiche: anterior, medial und posterior. Jeder dieser Bereiche beherbergt spezifische Kerngruppen, die unterschiedliche physiologische Aufgaben erfüllen [s1]. So produziert der anteriore Hypothalamus beispielsweise Hormone wie GnRH (Gonadotropin-Releasing-Hormon), Oxytocin und TRH (Thyreotropin-Releasing-Hormon). Diese Hormone wiederum regulieren die Aktivität der Hypophyse und anderer Hormondrüsen [s1]. Eine Fehlfunktion des Hypothalamus kann, abhängig von den betroffenen Kernen, zu vielfältigen Symptomen führen – von Zyklusstörungen (Anovulation) über Schlafprobleme bis hin zu Verhaltensänderungen [s1]. Die Behandlung richtet sich nach der jeweiligen Ursache und kann von einer Hormonersatztherapie bis zu einem chirurgischen Eingriff reichen [s1]. Neben dem Hypothalamus greifen auch andere Hormone in komplexe Regelkreise ein. Somatostatin wirkt überwiegend hemmend auf neuroendokrine Prozesse und beeinflusst die Hormonfreisetzung in verschiedenen Systemen, darunter das exokrine und endokrine System sowie das zentrale Nervensystem [s2]. Produziert wird Somatostatin hauptsächlich in spezialisierten Zellen der Bauchspeicheldrüse und des Magen-Darm-Trakts, wobei ein bestimmter Zelltyp den größten Teil des körpereigenen Somatostatins liefert [s2]. Ein weiteres Beispiel ist das antidiuretische Hormon (ADH), dessen Freisetzung durch die Osmolarität und den Volumenstatus des Körpers reguliert wird [s3]. Verschiedene Faktoren, wie Angiotensin II, Schmerz oder bestimmte Medikamente, können die ADH-Sekretion fördern oder hemmen [s3]. Störungen im ADH-Haushalt, wie das Syndrom der inadäquaten ADH-Sekretion (SIADH) oder der Diabetes insipidus, führen zu unterschiedlichen Problemen im Wasserhaushalt [s3]. Bei einer Schilddrüsenunterfunktion

ist es daher wichtig, den gesamten hormonellen Kontext zu betrachten. Liegen neben der Schilddrüsenunterfunktion weitere hormonelle Ungleichgewichte vor, kann dies dic Bchandlung beeinflussen. Eine umfassende Diagnostik, die verschiedene Hormonspiegel berücksichtigt, ermöglicht eine individualisierte Therapie.

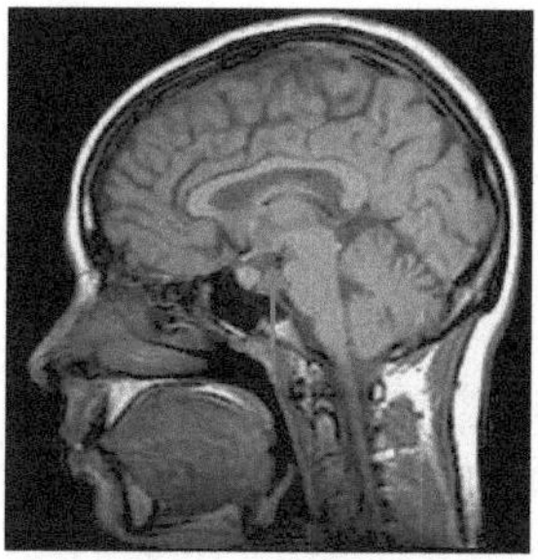

Hypothalamus [i1]

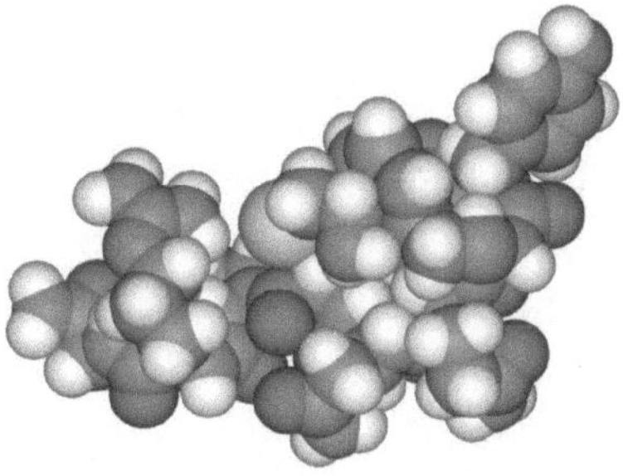

Antidiuretisches Hormon [i2]

Gut zu wissen

Diabetes insipidus

Diabetes insipidus ist eine Erkrankung, die durch einen Mangel an ADH oder eine verminderte Empfindlichkeit der Nieren auf ADH gekennzeichnet ist. Dies führt zu einer vermehrten Wasserausscheidung und kann zu starkem Durst und Dehydration führen.

Endokrines System

Das endokrine System besteht aus Drüsen, die Hormone direkt ins Blut abgeben. Diese Hormone wirken als Botenstoffe und regulieren verschiedene Körperfunktionen, wie Stoffwechsel, Wachstum und Fortpflanzung. Die Schilddrüse ist ein wichtiger Bestandteil des endokrinen Systems.

Hypothalamus

Der Hypothalamus ist eine wichtige Region im Gehirn, die als Verbindung zwischen dem Nervensystem und dem endokrinen System fungiert. Er spielt eine entscheidende Rolle bei der Regulierung verschiedener Körperfunktionen, einschließlich der Schilddrüsenfunktion, indem er Hormone freisetzt, die die Hypophyse stimulieren.

Zentrales Nervensystem

Das zentrale Nervensystem (ZNS) besteht aus Gehirn und Rückenmark. Es ist die zentrale Steuerungs- und Verarbeitungsinstanz des Körpers und empfängt Informationen aus dem peripheren Nervensystem. Das ZNS spielt auch eine Rolle bei der Regulation des endokrinen Systems, einschließlich der Schilddrüsenfunktion.

TSH und Schilddrüsenhormon-Werte

Zusammenhang zwischen TSH und freiem T4-Spiegel in verschiedenen Schilddrüsenzuständen.

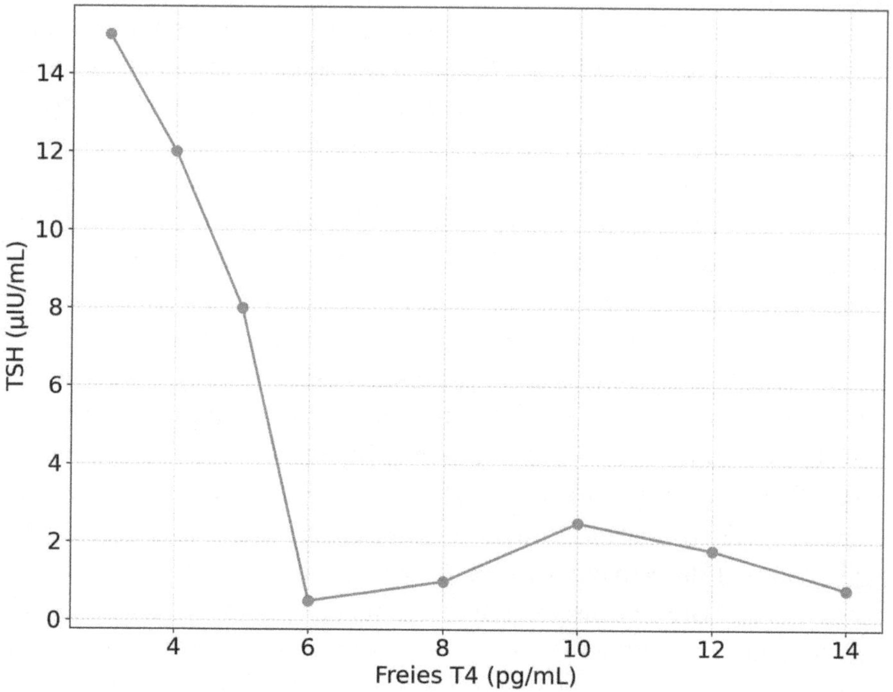

Diese Grafik zeigt die inverse Beziehung zwischen TSH und freiem T4. Hohe TSH-Werte entsprechen niedrigem freien T4, was auf eine Hypothyreose hinweist. Umgekehrt deuten niedrige TSH-Werte mit hohem freien T4 auf eine Hyperthyreose hin. Ein ausgeglichener Zustand wird durch normale Werte beider Hormone dargestellt.

Stoffwechselfunktionen

Stoffwechselfunktionen bezeichnen die gesamten biochemischen Prozesse im Körper, die Energie erzeugen, speichern und nutzen. Der Ruheumsatz (RMR) macht den größten Teil des täglichen Energieverbrauchs aus [s4]. Bewegung hat zwar einen vergleichsweise geringen direkten Einfluss auf den Energieverbrauch, kann aber indirekt andere Komponenten des Energiehaushaltes positiv beeinflussen [s4]. So kann regelmäßiges Training den RMR langfristig steigern, auch wenn Studien diesbezüglich uneinheitliche Ergebnisse zeigen [s4]. Nach einer Trainingseinheit kommt es zu einem kurzfristigen Anstieg des RMR, dem sogenannten EPOC (Excess Post-exercise Oxygen Consumption), der in zwei Phasen abläuft [s4]. Paradoxerweise können extreme Maßnahmen, wie beispielsweise sehr restriktive Diäten, den RMR trotz erhöhter Muskelmasse senken [s4]. Eine ausgewogene Ernährung und regelmäßige körperliche Aktivität beeinflussen die Zusammensetzung und Funktion des Körpers [s5]. Unterschiedliche Bewegungsformen führen dabei zu spezifischen Anpassungen [s5]. Langes Gehen erhöht die Fettoxidation und die Mobilisierung von Fettsäuren, während intensives Laufen die Oxidation von Glykogen und in den Muskeln gespeicherten Triglyceriden stimuliert [s5]. Krafttraining mit kurzen, intensiven Belastungen fördert die Rekrutierung von motorischen Einheiten und die Proteinsynthese in der Muskulatur [s5]. Ein Beispiel: Wer seine Stoffwechselaktivität steigern möchte, kann durch regelmäßiges Krafttraining in Kombination mit Ausdauersport, wie etwa zügigem Gehen, positive Effekte erzielen. Dabei ist es wichtig, die Intensität und Dauer des Trainings an die individuellen Bedürfnisse und den Gesundheitszustand anzupassen. Zusätzlich zu den direkten Auswirkungen von Bewegung auf den Stoffwechsel, gibt es auch indirekte Effekte, die durch Signalmoleküle, Hormone und Zytokine, sogenannte "Exerkine", vermittelt werden [s6]. Diese wirken auf verschiedene Gewebe wie Leber, Fettgewebe, Gefäße und Bauchspeicheldrüse [s6]. Bewegung verbessert die

Insulinempfindlichkeit, ein wichtiger Faktor für einen gesunden Stoffwechsel [s6]. Insulinresistenz, ein zentrales Merkmal von Typ-2-Diabetes, geht oft mit einer erhöhten Fettspeicherung in der Leber einher [s6]. Entzündungen, oxidativer Stress und Stress im endoplasmatischen Retikulum sind mit Stoffwechselstörungen verbunden, die die Insulinwirkung in den Geweben beeinträchtigen [s6]. Training verbessert die Glukoseaufnahme und -verwertung in den Muskeln und erhöht so die Insulinempfindlichkeit [s6]. Auch die Leber spielt eine wichtige Rolle, indem sie die Glukoseproduktion und -freisetzung während des Trainings anpasst [s6].

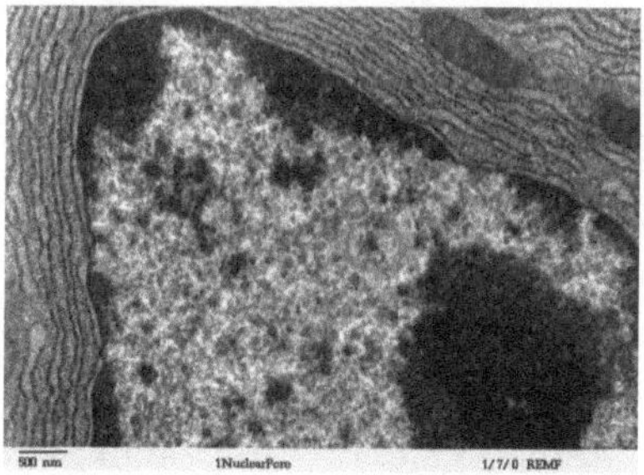

Endoplasmatisches Retikulum [i3]

Gut zu wissen

Endoplasmatisches Retikulum

Das endoplasmatische Retikulum (ER) ist ein Zellorganell, das an der Proteinsynthese und -faltung sowie am Kalziumstoffwechsel beteiligt ist. Stress im ER kann zu Zellfunktionsstörungen und Stoffwechselproblemen beitragen, die bei einer Schilddrüsenunterfunktion verstärkt auftreten können.

Insulinempfindlichkeit

Insulinempfindlichkeit beschreibt, wie effektiv Körperzellen auf Insulin reagieren, um Glukose aus dem Blut aufzunehmen. Eine Schilddrüsenunterfunktion kann die Insulinempfindlichkeit negativ beeinflussen und das Risiko für Insulinresistenz und Typ-2-Diabetes erhöhen. Bewegung kann die Insulinempfindlichkeit verbessern.

Motorische Einheiten

Motorische Einheiten bestehen aus einem Motoneuron und den von ihm innervierten Muskelfasern. Krafttraining stimuliert die Rekrutierung motorischer Einheiten, was zu einer Steigerung der Muskelkraft und -masse führt. Dies kann bei einer Schilddrüsenunterfunktion helfen, Muskelschwäche entgegenzuwirken.

Verteilung der Stoffwechselaktivität

Veranschaulicht den relativen Beitrag verschiedener Organsysteme zur gesamten Stoffwechselrate.

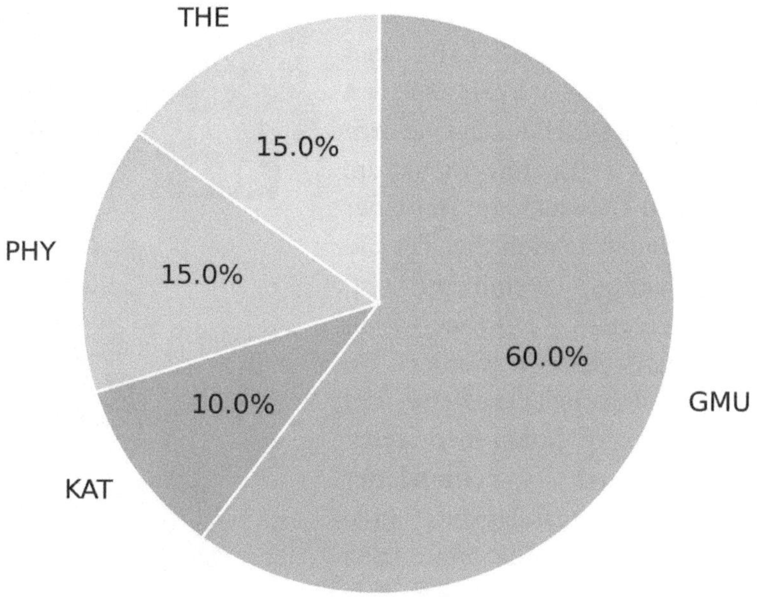

GMU: Grundumsatz

PHY: Physische Aktivität

KAT: Katabolismus/Andere

THE: Thermoregulation

Der größte Teil der Stoffwechselaktivität entfällt auf den Grundumsatz, was die Bedeutung der Aufrechterhaltung grundlegender Körperfunktionen unterstreicht. Thermoregulation und körperliche Aktivität tragen ebenfalls erheblich bei, was darauf hinweist, dass Lebensstilfaktoren wie Bewegung und Umgebungstemperatur den Gesamtstoffwechsel beeinflussen können. Verdauung und andere Stoffwechselprozesse machen einen kleineren, aber dennoch wesentlichen Teil des Gesamtenergieverbrauchs aus. Diese Verteilung unterstreicht die Verflechtung verschiedener Körpersysteme bei der Aufrechterhaltung des Stoffwechselgleichgewichts, das bei Erkrankungen wie Schilddrüsenunterfunktion gestört sein kann.

Wechselwirkungen mit anderen Organen

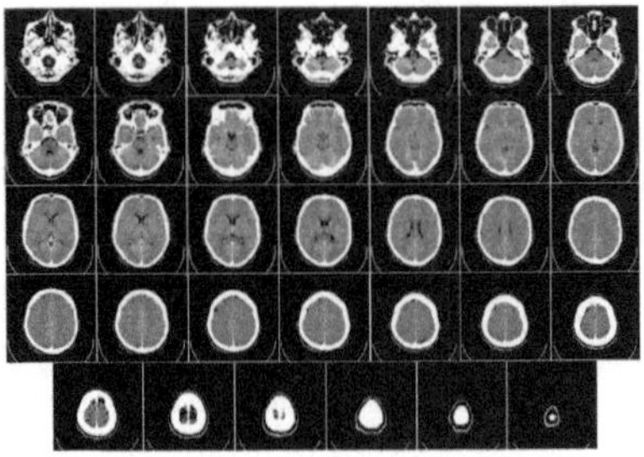

Gehirn [i4]

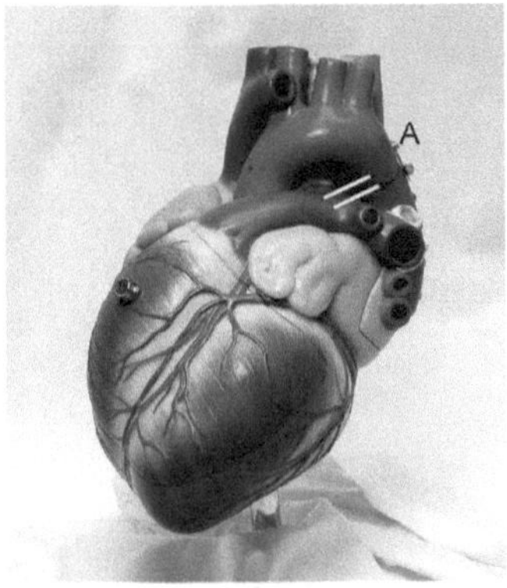

Herz [i5]

Die Schilddrüse, obwohl klein, beeinflusst die Funktion zahlreicher Organe. Ihre Hormone, Thyroxin (T4) und Trijodthyronin (T3), wirken auf den Stoffwechsel aller Zellen und steuern so Prozesse wie Energieproduktion, Wachstum und Entwicklung. Bei einer Schilddrüsenunterfunktion, bei der die Hormonproduktion vermindert ist, können diverse Organe in Mitleidenschaft gezogen werden. So verlangsamt sich beispielsweise der Herzschlag, was zu einem niedrigeren Blutdruck und verminderter körperlicher Leistungsfähigkeit führen kann [s7]. Die Verdauung kann ebenfalls beeinträchtigt sein, was sich in Verstopfung äußert. Auch die Nierenfunktion kann betroffen sein, wodurch die Wasserausscheidung reduziert und dadurch Wassereinlagerungen begünstigt werden können [s7]. Neurologische Symptome wie Konzentrationsstörungen, Müdigkeit und depressive Verstimmungen sind ebenfalls häufig. Eine Schilddrüsenunterfunktion kann darüber hinaus die Wechselwirkungen zwischen verschiedenen Organen stören. Wie bei einer akuten Nierenverletzung, kann eine Schilddrüsenunterfunktion die Kommunikation zwischen Nieren, Herz, Lunge, Leber, Gehirn und Darm beeinflussen [s7]. Entzündliche Prozesse und Veränderungen im Hormonhaushalt können diese

Wechselwirkungen zusätzlich verstärken. Daher ist es ratsam, bei einer diagnostizierten Schilddrüsenunterfunktion auch auf mögliche Begleiterscheinungen anderer Organe zu achten und diese im Behandlungsplan zu berücksichtigen. Eine ganzheitliche Betrachtungsweise, die die komplexen Wechselwirkungen im Körper einbezieht, ist für eine erfolgreiche Therapie entscheidend. So kann etwa durch die Anpassung der Ernährung und des Lebensstils, wie regelmäßige Bewegung, die Funktion verschiedener Organsysteme unterstützt und die Auswirkungen der Schilddrüsenunterfunktion gemildert werden. Besonders Menschen mit bestehenden Nierenproblemen sollten auf ihre Schilddrüsenwerte achten, da eine Unterfunktion die Nierenfunktion zusätzlich beeinträchtigen kann [s7].

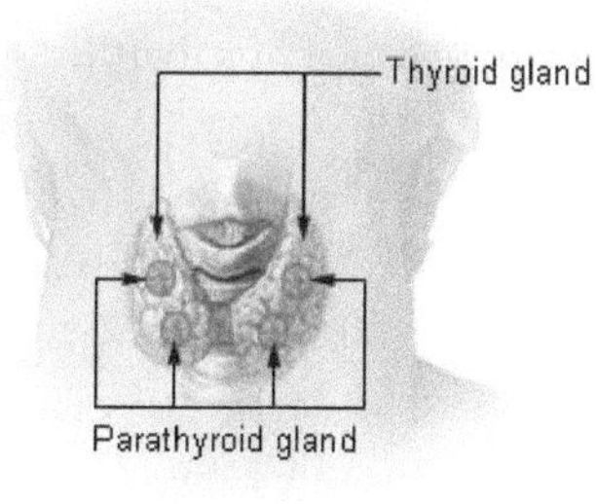

Schilddrüse [i6]

Gut zu wissen

Gehirn

Das Gehirn ist das zentrale Steuerungsorgan des Körpers und für die Verarbeitung von Informationen, die Steuerung von Bewegungen und die Regulation von Emotionen zuständig. Schilddrüsenhormone sind essentiell für die Entwicklung und Funktion des Gehirns.

Nieren

Die Nieren sind paarig angelegte Organe, die für die Filterung des Blutes und die Ausscheidung von Abfallprodukten im Urin zuständig sind. Sie spielen auch eine wichtige Rolle bei der Regulierung des Wasser- und Elektrolythaushaltes im Körper.

Schilddrüse

Die Schilddrüse ist ein kleines, schmetterlingsförmiges Organ im Hals, das Hormone produziert, die den Stoffwechsel, das Wachstum und die Entwicklung regulieren. Eine Unterfunktion der Schilddrüse kann zu einer Vielzahl von Symptomen führen, da die Hormonproduktion vermindert ist.

Stoffwechsel

Der Stoffwechsel umfasst alle chemischen Prozesse im Körper, die Energie erzeugen und nutzen, um lebenswichtige Funktionen aufrechtzuerhalten. Dazu gehören die Umwandlung von Nahrung in Energie, der Aufbau von Körpergewebe und die Ausscheidung von Abfallprodukten.

Organwechselwirkungen bei Hypothyreose

Auswirkungen der Hypothyreose auf verschiedene Organsysteme, kategorisiert nach Wechselwirkungsintensität und Hormonspiegel.

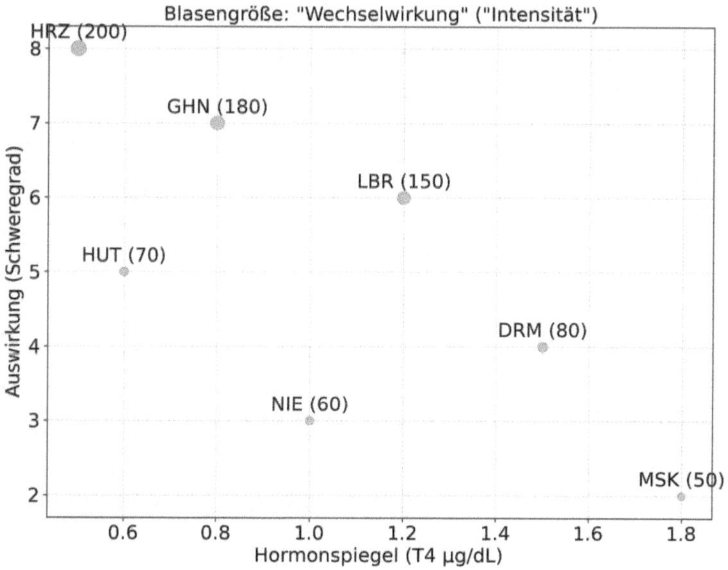

Blasengröße: Wechselwirkung (Intensität)

DRM: Darm

GHN: Gehirn

HRZ: Herz

HUT: Haut

LBR: Leber

MSK: Muskeln

NIE: Nieren

Das Blasendiagramm zeigt ein komplexes Zusammenspiel zwischen der Schilddrüse und anderen Organsystemen. Die größeren Blasen, die stärkere Wechselwirkungen darstellen, verdeutlichen den signifikanten Einfluss von Schilddrüsenhormonen auf stoffwechselaktive Organe wie Herz, Gehirn und Leber. Die kleineren Blasen zeigen einen geringeren, aber dennoch vorhandenen Einfluss auf andere Systeme wie Darm und Haut. Die unterschiedlichen Positionen auf der Y-Achse deuten darauf hin, dass verschiedene Hormonspiegel unterschiedliche Auswirkungen auf jedes Organsystem haben, wobei einige Organe empfindlicher auf Schwankungen reagieren als andere.

Konkrete Ratschläge

- Visualisieren Sie den Hypothalamus als Dirigenten Ihres Hormonsystems und betrachten Sie die Schilddrüse als wichtiges Orchestermitglied.
- Verfolgen Sie die Wege der Schilddrüsenhormone im Körper nach, indem Sie sich die Zielorgane wie Landkartenpunkte vorstellen und deren Verbindungen visualisieren.
- Erstellen Sie eine Tabelle, die die anatomischen Strukturen der Schilddrüse (z.B. Follikel, C-Zellen) ihren physiologischen Funktionen (z.B. Hormonproduktion, Calcitonin-Ausschüttung) zuordnet.
- Bauen Sie ein Modell der Schilddrüse und des Hypothalamus aus Knete, um die räumlichen Beziehungen und die Größenverhältnisse besser zu verstehen.
- Entwickeln Sie ein persönliches Schilddrüsen-Tagebuch, um Ihre Körpersignale (z.B. Müdigkeit, Kälteempfindlichkeit) zu dokumentieren und so mögliche Zusammenhänge mit der Schilddrüsenfunktion zu erkennen.
- Erforschen Sie die Anatomie des Hypothalamus-Hypophysen-Schilddrüsen-Systems mithilfe interaktiver Anatomie-Apps oder Online-Ressourcen.
- Diskutieren Sie mit Ihrem Arzt oder Apotheker über die Wechselwirkungen von Schilddrüsenhormonen mit anderen Medikamenten, um mögliche negative Einflüsse zu minimieren.
- Informieren Sie sich über die Rolle des vegetativen Nervensystems bei der Regulation der Schilddrüsenfunktion und erkunden Sie Entspannungstechniken, um Stress zu reduzieren.

1. 2 Diagnostische Verfahren

Die Diagnose einer Schilddrüsenunterfunktion erfordert präzise Verfahren, um Fehldiagnosen und unnötige Behandlungen zu vermeiden. Laboruntersuchungen liefern objektive Daten über Hormon- und Antikörper-Spiegel, während bildgebende Verfahren wie Ultraschall, CT und MRT die Schilddrüsenstruktur visualisieren. Zusätzlich liefert die Funktionsdiagnostik detaillierte Einblicke in die Hormonaktivität und hilft, den Schweregrad der Erkrankung zu bestimmen. Erfahren Sie in diesem Kapitel, wie diese Verfahren Ihnen helfen, den Weg zu einer gesunden Schilddrüse zu finden.

Die Interpretation von diagnostischen Tests, einschließlich Laborwerten und bildgebenden Verfahren, erfordert die Berücksichtigung individueller Faktoren wie Alter, Geschlecht, ethnische Herkunft, Ernährung, Medikamente und Krankengeschichte für eine umfassende und präzise Diagnose.

Laboruntersuchungen

Laboruntersuchungen bilden eine wichtige Grundlage für Diagnose und Therapieplanung, indem sie objektive Daten über den Gesundheitszustand liefern. Dabei werden Körperflüssigkeiten oder -gewebe wie Blut, Urin oder Liquor cerebrospinalis analysiert. [s8] [s9] Ein Labortechniker oder Arzt wertet die Proben aus und vergleicht die Ergebnisse mit Normwerten. [s8] Diese Referenzbereiche berücksichtigen Faktoren wie Alter, Geschlecht und ethnische Herkunft. [s8] So können Laborwerte bei einem jungen Mann anders zu interpretieren sein als bei einer älteren Frau. Auch Ernährung, Medikamente und die korrekte Durchführung von Vorbereitungsschritten, wie etwa Nüchternheit vor der Blutabnahme, beeinflussen die Messergebnisse. [s8] Ein Beispiel hierfür ist die Bestimmung des Blutzuckerspiegels, der nach Nahrungsaufnahme erwartungsgemäß höher ausfällt als im nüchternen Zustand. Laboruntersuchungen dienen nicht nur der Diagnosestellung, sondern auch der Verlaufskontrolle von Erkrankungen und der Beurteilung des Therapieerfolgs. [s8] Sie liefern Einblicke in verschiedene Bereiche, darunter Organfunktionen, Stoffwechselprozesse, Flüssigkeits- und Elektrolythaushalt sowie Hormon- und Proteinspiegel. [s10] [s11] So können beispielsweise neben der Schilddrüsenfunktion auch Nieren- und Leberwerte, Elektrolyte und Autoimmunmarker untersucht werden.

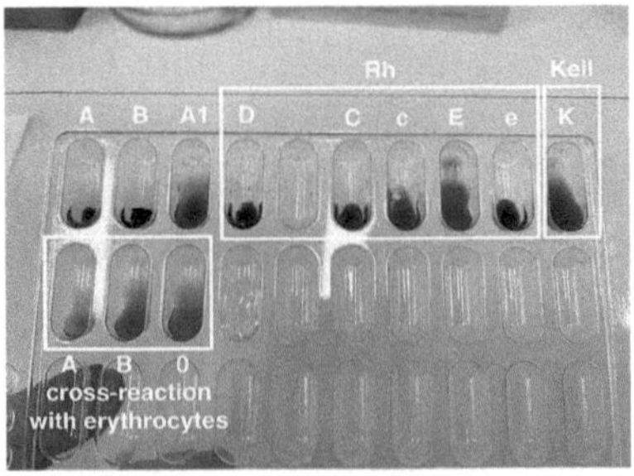

Blut [i7]

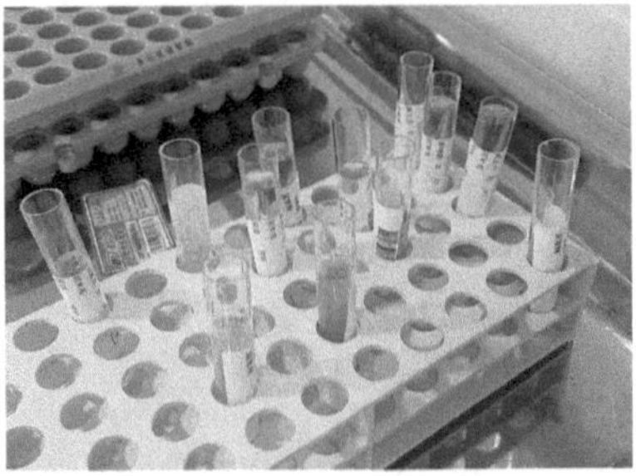

Urin [i8]

[s11] Die Ergebnisse werden im Kontext der individuellen Krankengeschichte interpretiert, um ein umfassendes Bild zu erhalten. [s10] Eine Studie zeigte, dass ein erheblicher Anteil der Laboruntersuchungen zu neuen Diagnosen und Behandlungen führte, was ihren diagnostischen und therapeutischen Wert unterstreicht. [s12] Für genetische Tests, die erbliche Erkrankungen identifizieren können, sollte ein für klinische Tests zertifiziertes Labor gewählt werden. [s9]

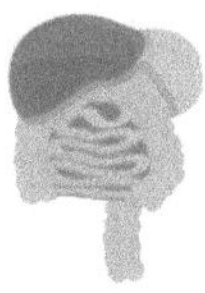

Gut zu wissen

Autoimmunmarker

Bei Verdacht auf Hashimoto-Thyreoiditis, eine häufige Ursache für Schilddrüsenunterfunktion, werden Autoimmunmarker im Blut bestimmt, um die Diagnose zu sichern.

Flüssigkeits- und Elektrolythaushalt

Eine Schilddrüsenunterfunktion kann den Flüssigkeits- und Elektrolythaushalt beeinflussen. Daher ist es wichtig, diese Parameter im Rahmen der Diagnostik zu überprüfen, um mögliche Ungleichgewichte zu erkennen und zu korrigieren.

Liquor cerebrospinalis

Die Untersuchung des Liquors kann bei Verdacht auf neurologische Beteiligung im Zusammenhang mit einer Schilddrüsenunterfunktion relevant sein, ist aber in der Regel nicht routinemäßig erforderlich.

Schilddrüsenwerte im Vergleich

Vergleich wichtiger Schilddrüsenparameter.

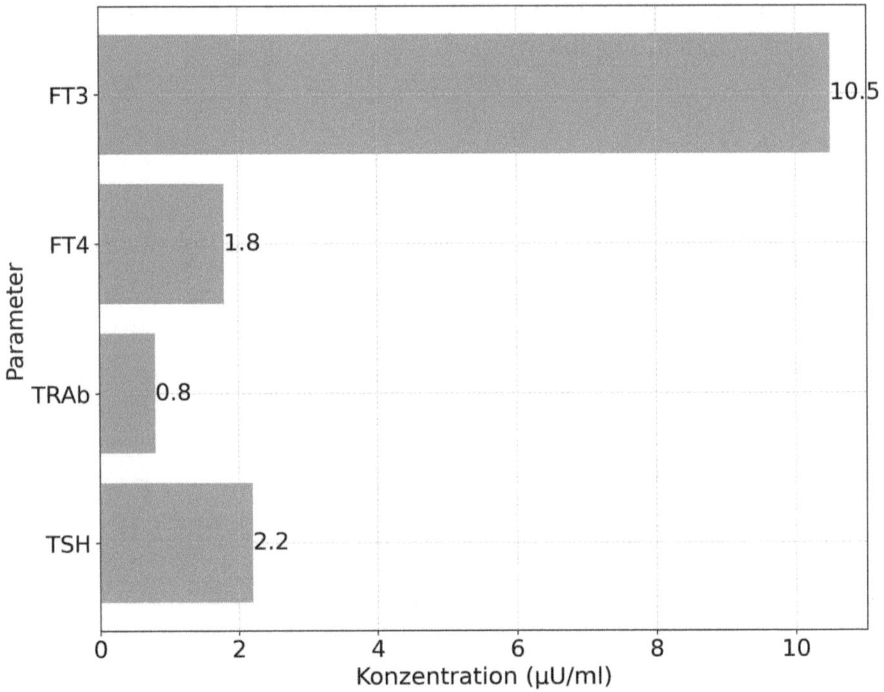

FT3: fT3

FT4: fT4

TRAb: TRAb

TSH: TSH

TSH ist deutlich erhöht, während fT3 und fT4 im unteren Normbereich liegen. Dies deutet auf eine Schilddrüsenunterfunktion hin. Der erhöhte TRAb-Wert weist auf eine autoimmunogene Ursache hin, z.B. Hashimoto-Thyreoiditis.

Bildgebende Verfahren

Bildgebende Verfahren visualisieren Körperstrukturen und -funktionen und liefern so wichtige Informationen für die Diagnose von Schilddrüsenerkrankungen. Verschiedene Techniken wie Ultraschall, Computertomographie (CT) und Magnetresonanztomographie (MRT) kommen zum Einsatz. [s13] Ultraschall nutzt ungefährliche Schallwellen, um Organbilder zu erzeugen. Dieses Verfahren ist schmerzlos und kommt ohne Strahlenbelastung aus. [s14] CT-Aufnahmen hingegen kombinieren Röntgenstrahlen mit Computertechnologie, um dreidimensionale Bilder zu erstellen, die beispielsweise Steine, Verengungen oder Tumore sichtbar machen können. [s14] MRT verwendet Magnetfelder und Radiowellen, um detaillierte Bilder von Organen und Geweben zu erzeugen. Die Wahl des geeigneten Verfahrens hängt von der individuellen Situation und der Fragestellung ab. So kann ein Ultraschall der Schilddrüse erste Hinweise auf Veränderungen liefern, während ein CT oder MRT zur weiteren Abklärung eingesetzt werden. Die Kombination verschiedener bildgebender Verfahren kann die diagnostische Genauigkeit erhöhen. [s15] Ein Patient mit Knoten in der Schilddrüse könnte zunächst mittels Ultraschall untersucht werden. Ergibt sich hier der Verdacht auf einen bösartigen Befund, kann eine CT oder MRT weitere Informationen liefern und so die Entscheidung über eine Biopsie unterstützen. [s15] Während Ultraschall in der Regel als risikoarm gilt, sind bei CT und MRT gewisse Vorkehrungen zu treffen. So sollten Patienten mit Metallteilen im Körper (z.B. Herzschrittmacher) vor einer MRT-Untersuchung dies unbedingt mit dem Arzt besprechen. [s13] Auch die Strahlenbelastung bei CT-Untersuchungen ist zu berücksichtigen. [s16] Der Arzt wählt das für den Patienten am besten geeignete Verfahren unter Berücksichtigung des individuellen Nutzens und der potenziellen Risiken aus. [s16]

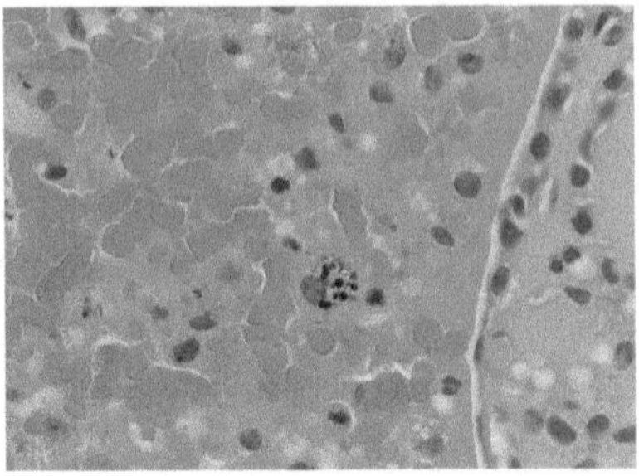

Biopsie [i9]

Gut zu wissen

Biopsie

Entnahme einer kleinen Gewebeprobe aus der Schilddrüse zur mikroskopischen Untersuchung. Sie wird durchgeführt, um festzustellen, ob ein Knoten gutartig oder bösartig ist.

Ultraschall

Ein bildgebendes Verfahren, das Schallwellen verwendet, um die Schilddrüse zu untersuchen und Veränderungen in ihrer Größe, Form und Struktur zu erkennen. Es ist besonders nützlich, um Knoten zu identifizieren und deren Eigenschaften zu beurteilen.

Häufigkeit von Schilddrüsenfunktionstests

Verteilung von diagnostischer Bildgebung und Bluttests bei Hypothyreose.

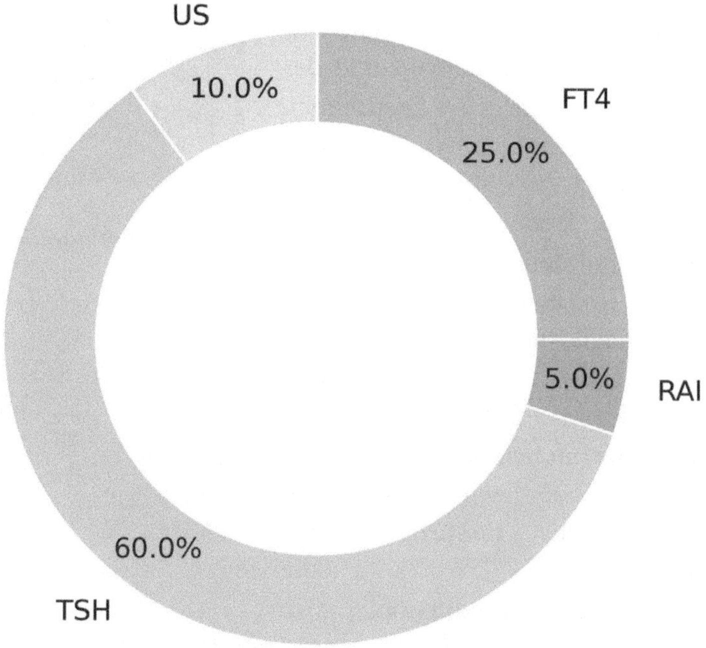

FT4: Freies T4 Test

TSH: TSH Test

RAI: Radionuklid-Bildgebung

US: Ultraschall

Bluttests, insbesondere TSH und fT4, sind die am häufigsten verwendeten Methoden zur Diagnose und Überwachung einer Hypothyreose und spiegeln ihre entscheidende Rolle bei der Beurteilung der Schilddrüsenhormonwerte wider. Während bildgebende Verfahren wie Ultraschall und Schilddrüsenszintigraphie strukturelle Informationen liefern, werden sie seltener eingesetzt, was auf ihre ergänzende Rolle bei der Bewertung spezifischer Fälle oder Komplikationen hinweist.

Funktionsdiagnostik

Funktionsdiagnostik bei Schilddrüsenunterfunktion konzentriert sich auf die Bewertung der Hormonaktivität, um die Ursache und den Schweregrad der Erkrankung zu bestimmen. Schilddrüsenhormone, thyroxin_t und trijodthyronin_t, spielen eine entscheidende Rolle im Stoffwechsel, Wachstum und der Entwicklung. [s17] Daher beinhaltet die Funktionsdiagnostik die Messung dieser Hormone im Blut. Zusätzlich wird der TSH-Wert, das schilddrüsenstimulierende Hormon, analysiert. TSH wird von der Hirnanhangdrüse produziert und reguliert die Schilddrüsenhormonproduktion. Ein erhöhter TSH-Wert kann auf eine Unterfunktion hindeuten, da die Hirnanhangdrüse versucht, die Schilddrüse zur Produktion von mehr Hormonen anzuregen. [s17] Umgekehrt deutet ein niedriger TSH-Wert, bei gleichzeitig normalen T3- und T4-Werten, oft auf eine Fehlfunktion der Hirnanhangdrüse hin. [s18] Neben T3, T4 und TSH können weitere Parameter, wie Autoantikörper gegen die Schilddrüse, in die Funktionsdiagnostik einbezogen werden. Diese Antikörper können auf eine Autoimmunerkrankung als Ursache der Schilddrüsenunterfunktion hinweisen. Die Interpretation der Laborergebnisse erfolgt immer im Zusammenhang mit den Symptomen und der Krankengeschichte des Patienten. So kann ein Patient mit unspezifischen Symptomen wie Müdigkeit und Gewichtszunahme durch die Funktionsdiagnostik eine

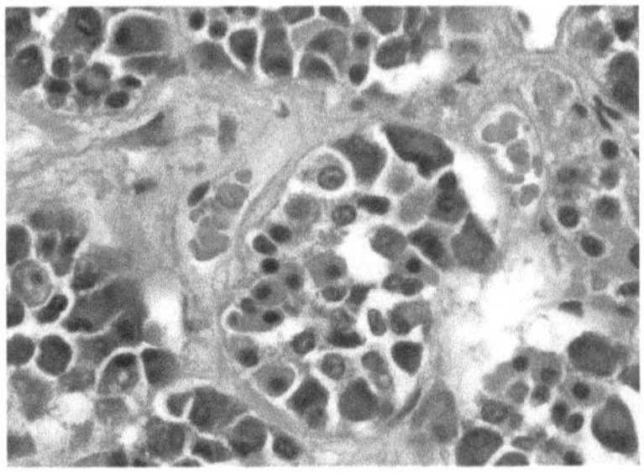

Hirnanhangdrüse [i10]

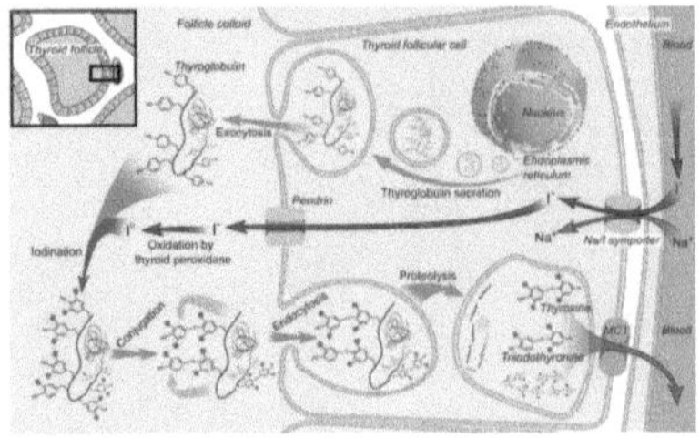

Thyroxin [i11]

Schilddrüsenunterfunktion diagnostiziert bekommen, auch wenn die Hormonwerte nur geringfügig von der Norm abweichen. Die präzise Messung und Interpretation der Schilddrüsenhormonspiegel ist entscheidend für eine korrekte Diagnose und Therapieplanung. [s17] Fällt beispielsweise der TSH-Wert bei einem Patienten deutlich erhöht aus, während T3 und T4 niedrig sind, bestätigt dies die Diagnose einer Schilddrüsenunterfunktion und ermöglicht die Einleitung einer entsprechenden Hormontherapie. Moderne molekulare Tests können zusätzlich dazu beitragen, das individuelle Risiko für bestimmte Schilddrüsenerkrankungen zu bestimmen und so eine personalisierte Behandlungsstrategie zu entwickeln. [s17] Dabei ist die korrekte Durchführung und Interpretation der Tests entscheidend, um Fehldiagnosen und daraus resultierende Therapiefehler zu vermeiden. [s17] Die korrekte Bestimmung der Schilddrüsenfunktion ist daher ein komplexer Prozess, der eine sorgfältige Bewertung aller relevanten Faktoren erfordert.

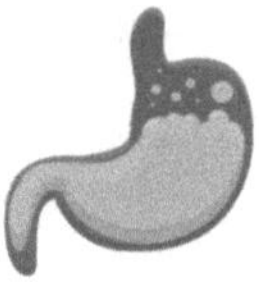

Gut zu wissen

Molekulare Tests

Molekulare Tests untersuchen genetische Veränderungen, die mit einem erhöhten Risiko für Schilddrüsenerkrankungen einhergehen können. Diese Tests können dazu beitragen, die Wahrscheinlichkeit einer Schilddrüsenunterfunktion frühzeitig abzuschätzen und präventive Maßnahmen zu ergreifen.

Diagnostische Parameter bei Hypothyreose

Vergleich diagnostischer Werte zur Differenzierung von Hypothyreose-Subtypen

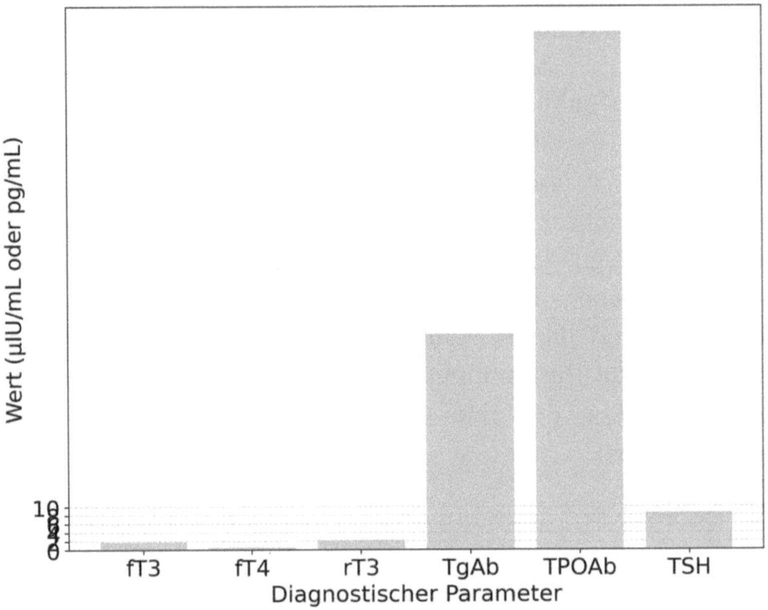

fT3: Freies Trijodthyronin (T3)

fT4: Freies Thyroxin (T4)

rT3: Reverses Trijodthyronin (rT3)

TgAb: Thyreoglobulin-Antikörper

TPOAb: Thyreoperoxidase-Antikörper

TSH: Thyreoidea-stimulierendes Hormon

Erhöhte TSH-Werte sind ein Kennzeichen der primären Hypothyreose, oft begleitet von niedrigem fT4 und fT3. Die sekundäre Hypothyreose, die in der Hypophyse entsteht, zeigt niedriges TSH zusammen mit reduziertem fT4 und fT3. Die subklinische Hypothyreose präsentiert sich mit erhöhtem TSH, aber normalen fT4- und fT3-Werten, was auf ein frühes Krankheitsstadium hinweist. Die gemeinsame Analyse dieser Parameter hilft bei der Differenzierung der Ursachen und des Schweregrads hypothyreoter Erkrankungen und leitet Behandlungsstrategien.

Konkrete Ratschläge

- Vergleichen Sie die Schilddrüsenwerte verschiedener Familienmitglieder, um mögliche genetische Prädispositionen für Schilddrüsenerkrankungen zu erkennen.
- Erstellen Sie eine Zeitachse Ihrer bisherigen Schilddrüsenwerte und markieren Sie Lebensereignisse, um mögliche Zusammenhänge zu identifizieren.
- Führen Sie ein Ernährungsprotokoll und notieren Sie Nahrungsmittel, die möglicherweise Ihre Schilddrüsenfunktion beeinflussen.
- Nutzen Sie medizinische Datenbanken, um Studien zu neuen diagnostischen Verfahren für Schilddrüsenerkrankungen zu recherchieren.
- Besprechen Sie mit Ihrem Arzt die Möglichkeit einer Ultraschalluntersuchung der Schilddrüse im Rahmen der Vorsorge, auch ohne konkrete Beschwerden.
- Hinterfragen Sie kritisch die Aussagekraft einzelner Laborwerte und fordern Sie eine ganzheitliche Interpretation der Ergebnisse.
- Entwickeln Sie gemeinsam mit Ihrem Arzt einen individuellen Diagnoseplan, der auf Ihrer persönlichen Risikobewertung basiert.
- Informieren Sie sich über alternative diagnostische Verfahren, wie z.B. Thermografie, und diskutieren Sie deren Einsatzmöglichkeiten mit Ihrem Arzt.
- Beobachten Sie Ihre Körpertemperatur regelmäßig, um mögliche Schwankungen im Zusammenhang mit der Schilddrüsenfunktion frühzeitig zu erkennen.
- Recherchieren Sie nach Speziallaboren, die erweiterte Schilddrüsendiagnostik, wie z.B. Autoantikörpertests, anbieten.

1. 3 Risikofaktoren und Vorbeugung

Genetische Veranlagung und Umweltfaktoren beeinflussen das Risiko einer Schilddrüsenunterfunktion maßgeblich. Diese Faktoren zu verstehen, ermöglicht es, präventive Maßnahmen zu ergreifen und die Schilddrüsengesundheit positiv zu beeinflussen. Jod, Vitamin D, Selen und Stress spielen dabei eine wichtige Rolle. Erfahren Sie in diesem Kapitel, wie Sie Ihre individuellen Risikofaktoren erkennen und durch gezielte Maßnahmen Ihre Schilddrüse schützen können.

Obwohl eine genetische Veranlagung das Risiko für Schilddrüsenerkrankungen stark beeinflusst, spielen Umweltfaktoren und Lebensstil eine wichtige Rolle bei der Ausprägung der Erkrankung und können durch gezielte Maßnahmen positiv beeinflusst werden.

Genetische Disposition

Ihre Gene beeinflussen maßgeblich Ihr Risiko, eine Schilddrüsenunterfunktion, insbesondere die autoimmune Form, zu entwickeln. Studien zeigen, dass genetische Faktoren für 70 bis 80 % der Anfälligkeit für autoimmune Schilddrüsenerkrankungen verantwortlich sind [s19]. Das bedeutet, dass die Veranlagung für diese Erkrankungen vererbt werden kann. Konkret sind bestimmte Gene, die an der Steuerung des Immunsystems und der Schilddrüsenfunktion beteiligt sind, mit einem erhöhten Risiko verbunden. Dazu gehören unter anderem HLA-DR3, CTLA-4, CD40, PTPN22 sowie Gene, die den Bauplan für Thyreoglobulin und den TSH-Rezeptor enthalten [s19]. Eine familiäre Häufung von Schilddrüsenerkrankungen – etwa wenn Eltern oder Geschwister betroffen sind – kann so auf gemeinsame genetische Merkmale zurückzuführen sein [s20]. Auch Zwillingsstudien untermauern den starken Einfluss der Gene: Eineiige Zwillinge, die genetisch identisch sind, erkranken deutlich häufiger beide an einer autoimmunen Schilddrüsenerkrankung als zweieiige Zwillinge, die genetisch nur so ähnlich sind wie andere Geschwister [s20]. Wenn in Ihrer Familie Schilddrüsenerkrankungen gehäuft auftreten, sollten Sie dies bei Ihrem Arzt erwähnen, um frühzeitig Kontrolluntersuchungen durchführen zu lassen. Denn auch wenn die genetische Veranlagung nicht verändert werden kann, können durch eine rechtzeitige Diagnose und Therapie mögliche Folgeerkrankungen verhindert oder zumindest abgemildert werden.

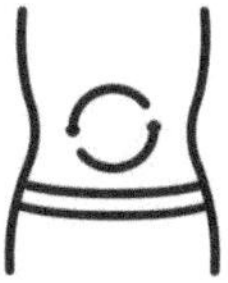

Umweltfaktoren wie Ernährung, Exposition gegenüber Chemikalien oder auch Jodmangel können zwar ebenfalls das Risiko beeinflussen [s19] [s21], der genetische Anteil ist jedoch bei der Entstehung autoimmuner Schilddrüsenerkrankungen dominant. So können auch epigenetische Veränderungen – also Veränderungen in der Genaktivität, die nicht auf Mutationen in der DNA-Sequenz beruhen – durch Umweltfaktoren und die Ernährung beeinflusst werden und sich auf die Entstehung von

Krankheiten auswirken [s21]. Ein gesunder Lebensstil mit ausgewogener Ernährung kann hier entgegenwirken.

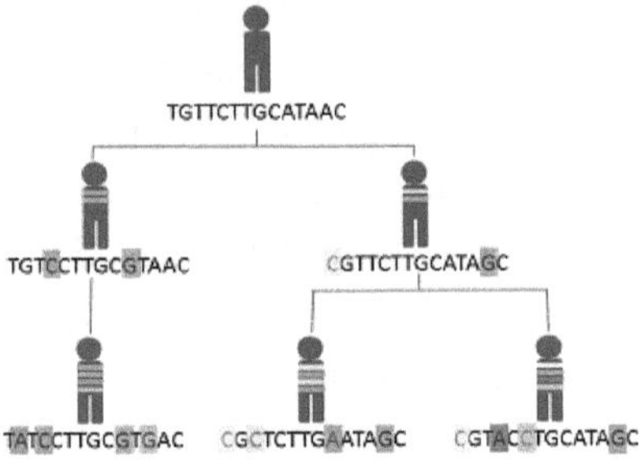

Mutationen [i12]

Genetische Veranlagung zur Hypothyreose

Verteilung der genetischen Risikofaktoren für Hypothyreose.

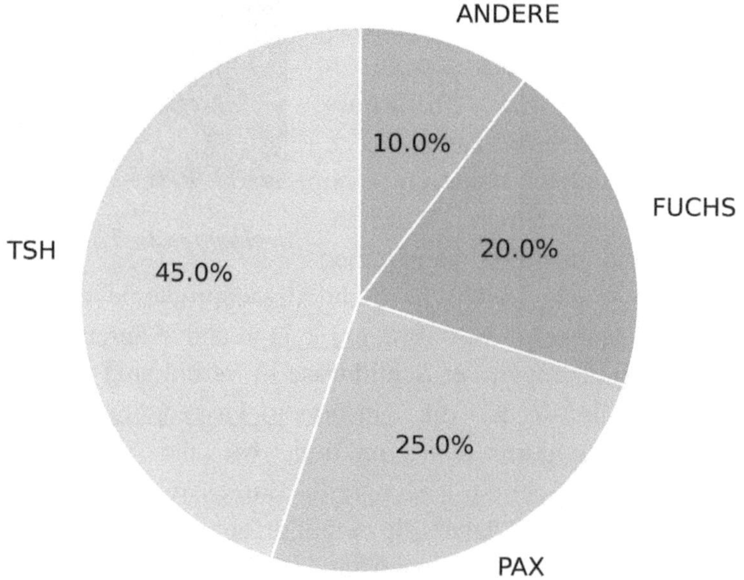

ANDERE: Andere genetische Faktoren
FUCHS: FOXE1-Genvariationen
PAX: PAX8-Genvariationen
TSH: TSHR-Genvariationen

Das Kreisdiagramm veranschaulicht den relativen Beitrag verschiedener Genvariationen zum Gesamtrisiko einer Hypothyreose. Variationen im TSHR-Gen stellen einen bedeutenden Anteil dar und unterstreichen die Wichtigkeit dieses Gens bei der Schilddrüsenhormonregulation. Während PAX8- und FOXE1-Variationen einzeln weniger beitragen, unterstreicht ihr kombinierter Einfluss das komplexe Zusammenspiel mehrerer Gene bei der Krankheitsentwicklung. Das Verständnis dieser genetischen Risikofaktoren kann dazu beitragen, Behandlungsstrategien für Hypothyreose zu personalisieren.

Umwelteinflüsse

Umweltfaktoren können die Schilddrüsenfunktion beeinflussen und so zur Entstehung einer Unterfunktion beitragen. Neben Jod, das sowohl im Mangel als auch im Überschuss Probleme verursachen kann [s22], spielen auch andere Faktoren eine Rolle. So können Stress, Rauchen, Infektionen und die Zeit nach einer Schwangerschaft das Risiko für Schilddrüsenprobleme erhöhen [s23]. Auch ein Mangel an Vitamin D und Selen wird mit Autoimmunerkrankungen der Schilddrüse in Verbindung gebracht [s24]. Ein Beispiel hierfür ist die Hashimoto-Thyreoiditis, eine häufige Ursache für Schilddrüsenunterfunktion, bei der das körpereigene Immunsystem die Schilddrüse angreift. Ein ausreichender Vitamin-D- und Selenspiegel kann daher die Schilddrüsengesundheit unterstützen. Zudem können die Lebensumstände der Mutter während der Schwangerschaft und die Ernährung des Kindes nach der Geburt die spätere Schilddrüsenfunktion des Kindes beeinflussen [s25]. Werdende Mütter sollten daher auf eine gesunde Lebensweise achten. Diese Erkenntnisse unterstreichen, dass neben der genetischen Veranlagung auch Umweltfaktoren für die Schilddrüsengesundheit relevant sind. Eine gesunde Lebensführung mit ausgewogener Ernährung und Stressmanagement kann dazu beitragen, das Risiko einer Schilddrüsenunterfunktion zu minimieren.

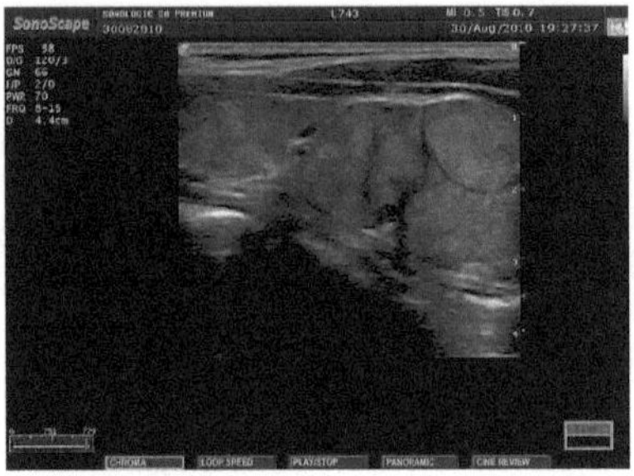

Hashimoto-Thyreoiditis [i13]

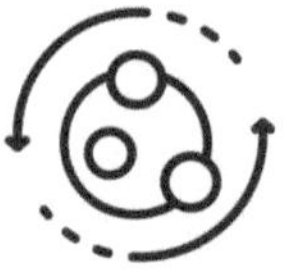

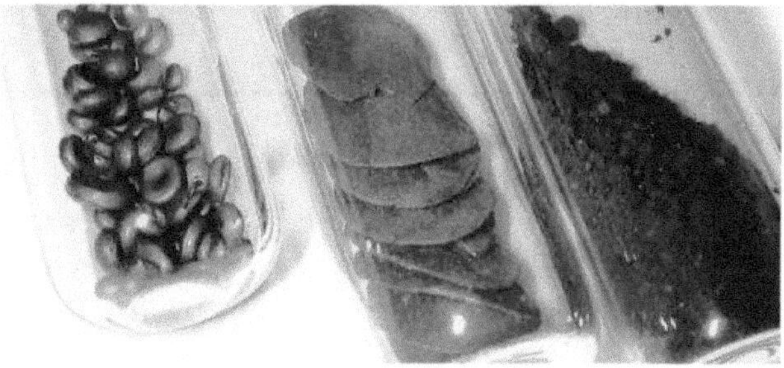

Selen [i14]

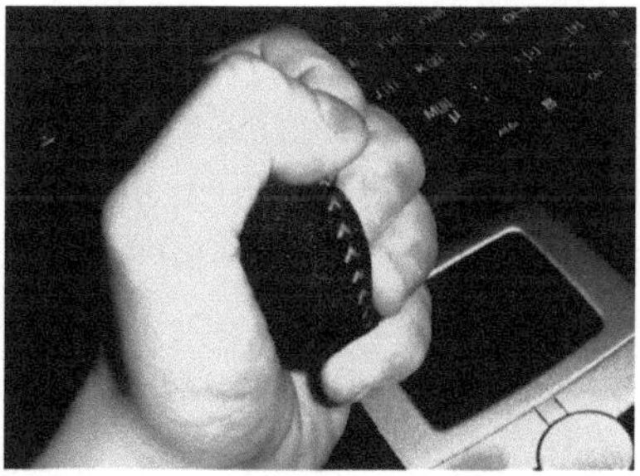

Stress [i15]

Gut zu wissen

Hashimoto-Thyreoiditis

Eine Autoimmunerkrankung, bei der das Immunsystem die Schilddrüse angreift und chronisch entzündet. Dies führt zu einer fortschreitenden Zerstörung des Schilddrüsengewebes und in der Folge häufig zu einer Schilddrüsenunterfunktion. Genetische Faktoren, Jodmangel, Stress und andere Umweltfaktoren können die Entstehung von Hashimoto-Thyreoiditis begünstigen.

Jod

Ein essentielles Spurenelement, das für die Produktion von Schilddrüsenhormonen benötigt wird. Sowohl ein Jodmangel als auch ein Jodüberschuss können die Schilddrüsenfunktion beeinträchtigen und das Risiko einer Schilddrüsenunterfunktion erhöhen. Die Jodzufuhr sollte daher im optimalen Bereich liegen.

Vitamin D

Vitamin D spielt eine Rolle im Immunsystem und kann einen Einfluss auf Autoimmunerkrankungen wie Hashimoto-Thyreoiditis haben. Ein ausreichender Vitamin-D-Spiegel kann das Risiko für die Entstehung dieser Erkrankung und damit einer Schilddrüsenunterfunktion verringern.

Umwelteinflüsse auf die Schilddrüsenfunktion

Relative Einflussstärke von Umweltfaktoren

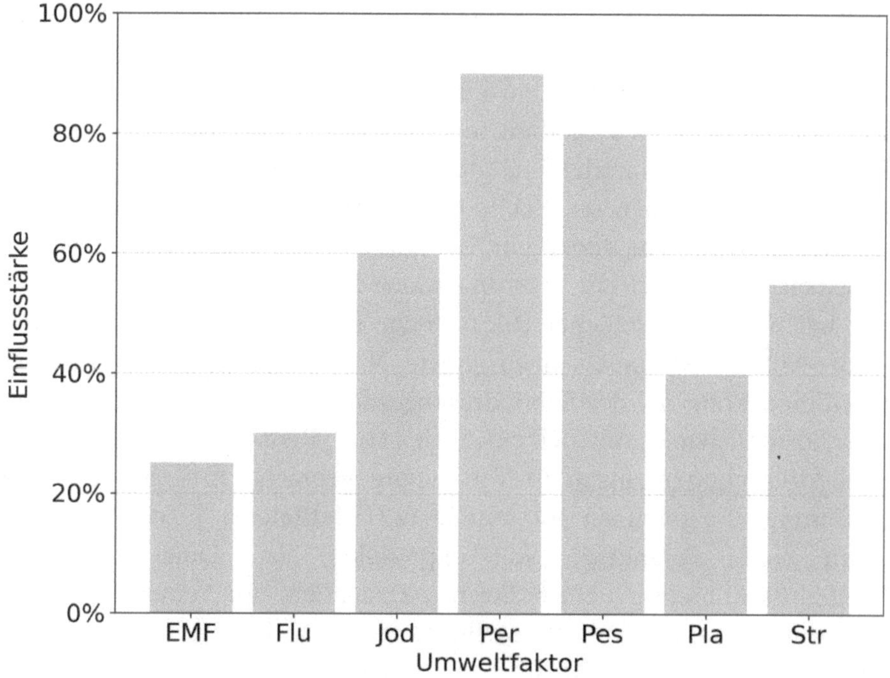

EMF: EMF-Exposition

Flu: Temperaturschwankungen

Jod: Jodmangel

Per: Perchlorat-Exposition

Pes: Pestizid-Exposition

Pla: Kunststoffe (BPA/Phthalate)

Str: Chronischer Stress

Die Exposition gegenüber bestimmten Umweltgiften wie Perchlorat und Pestiziden kann die Schilddrüsenhormonproduktion erheblich beeinträchtigen. Während Stress und Jodmangel eine moderate Rolle spielen, zeigen Faktoren wie Temperaturschwankungen und EMF-Exposition einen geringeren, wenn auch noch merklichen Einfluss. Dies unterstreicht die Bedeutung der Minimierung der Exposition gegenüber wichtigen Giftstoffen zur Unterstützung einer optimalen Schilddrüsenfunktion.

Präventionsmaßnahmen

Präventionsmaßnahmen gegen eine Schilddrüsenunterfunktion konzentrieren sich vorwiegend auf die Minimierung beeinflussbarer Risikofaktoren und die frühzeitige Erkennung von Veränderungen. Da die genetische Prädisposition nicht veränderbar ist, gewinnen Umweltfaktoren und der Umgang mit ihnen an Bedeutung. Eine jodreiche Ernährung ist wichtig für die Schilddrüsenhormonproduktion, doch sowohl Jodmangel als auch ein Jodüberschuss können die Schilddrüsenfunktion beeinträchtigen. Daher ist eine ausgewogene Jodzufuhr, z.B. durch den Verzehr von jodiertem Speisesalz und Seefisch, ratsam, während Nahrungsergänzungsmittel mit Jod nur nach ärztlicher Rücksprache eingenommen werden sollten [s26]. Neben Jod spielen auch andere Nährstoffe wie Vitamin D und Selen eine Rolle bei der Schilddrüsengesundheit. Ein Mangel an diesen Nährstoffen wird mit einem erhöhten Risiko für autoimmune Schilddrüsenerkrankungen in Verbindung gebracht. Eine ausgewogene Ernährung, die reich an Vitamin D (z.B. fettreicher Fisch, Eier) und Selen (z.B. Paranüsse, Vollkornprodukte) ist, kann daher die Schilddrüsenfunktion unterstützen. Zusätzlich zu einer gesunden Ernährung können weitere Maßnahmen dazu beitragen, das Risiko einer Schilddrüsenunterfunktion zu reduzieren. Chronischer Stress kann die Schilddrüsenfunktion negativ beeinflussen. Entspannungstechniken wie Yoga, Meditation oder autogenes Training können helfen, Stress abzubauen und so die Schilddrüsengesundheit zu fördern. Rauchen erhöht das Risiko für verschiedene Schilddrüsenerkrankungen, darunter auch die hashimotothyreoiditis. Der Rauchstopp ist daher eine wichtige präventive Maßnahme. Da Infektionen ebenfalls die Schilddrüse belasten können, sind allgemeine Maßnahmen zur Infektionsprävention, wie regelmäßiges Händewaschen, ratsam [s26]. Auch Impfungen, die vom Arzt empfohlen werden, können dazu beitragen, das Risiko von Infektionen und deren Auswirkungen auf die Schilddrüse zu minimieren [s26]. Die Einnahme von Medikamenten sollte stets mit dem Arzt abgesprochen werden, um mögliche Wechselwirkungen mit der Schilddrüsenfunktion zu vermeiden [s26]. Für Patienten mit einer diagnostizierten Schilddrüsenunterfunktion kann das Tragen eines medizinischen Informationsarmbandes sinnvoll sein [s26]. Dieses Armband informiert im Notfall medizinisches Personal über die Erkrankung und kann so eine schnelle und angemessene Behandlung gewährleisten.

Gut zu wissen

Autoimmune Schilddrüsenerkrankungen

Bei autoimmunen Schilddrüsenerkrankungen greift das Immunsystem die Schilddrüse an und verursacht Entzündungen, die zu einer Schilddrüsenunterfunktion führen können. Beispiele hierfür sind Hashimoto-Thyreoiditis und Morbus Basedow.

Infektionsprävention

Infektionen können die Schilddrüse belasten und Entzündungen auslösen. Maßnahmen zur Infektionsprävention, wie regelmäßiges Händewaschen und Impfungen, können das Risiko von Schilddrüsenproblemen verringern.

Jodmangel

Ein Jodmangel kann die Produktion von Schilddrüsenhormonen beeinträchtigen und das Risiko einer Schilddrüsenunterfunktion erhöhen. Eine ausreichende Jodversorgung ist wichtig für die Schilddrüsengesundheit.

Jodüberschuss

Ein Jodüberschuss kann die Schilddrüsenfunktion stören und ebenfalls zu Problemen führen. Daher ist eine ausgewogene Jodzufuhr wichtig, um die Schilddrüse nicht zu überlasten.

Wirksamkeit von Präventionsmaßnahmen

Effektivität der Prävention

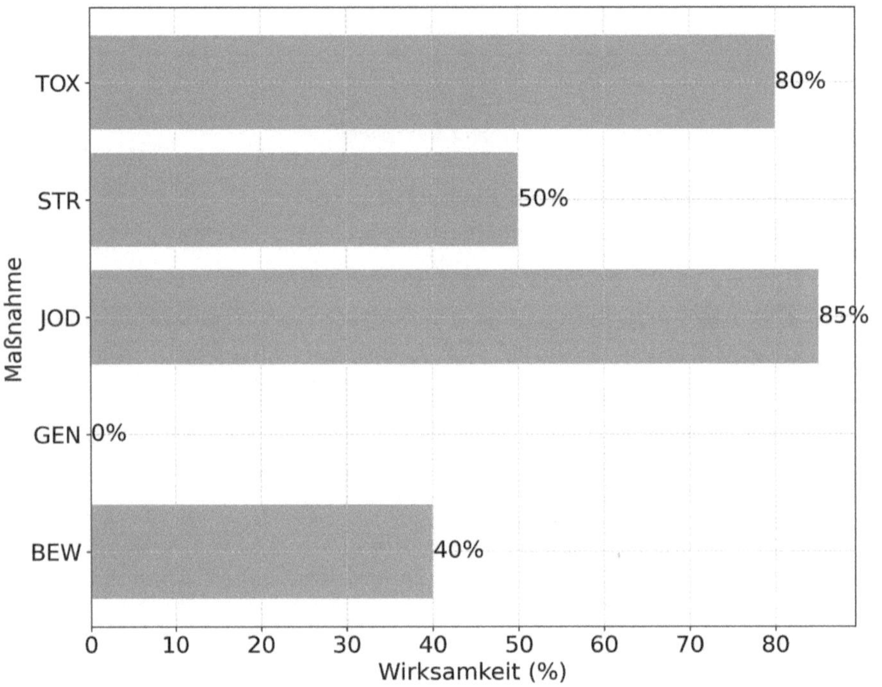

BEW: Regelmäßige Bewegung

GEN: Genetik

JOD: Jodreiche Ernährung

STR: Stressmanagement

TOX: Vermeidung Toxine

Das horizontale Balkendiagramm zeigt die Wirksamkeit verschiedener Präventionsmaßnahmen gegen Schilddrüsenunterfunktion. Jodreiche Ernährung und Vermeidung von Schilddrüsentoxinen zeigen die höchste Wirksamkeit, während Stressmanagement und regelmäßige Bewegung einen moderaten Einfluss haben. Eine genetische Prädisposition lässt sich nicht beeinflussen.

Konkrete Ratschläge

- Tauschen Sie sich mit Verwandten über deren Schilddrüsengesundheit und mögliche familiäre Häufungen von Schilddrüsenproblemen aus.
- Reflektieren Sie über Ihren Umgang mit Stress und entwickeln Sie individuelle Strategien zur Stressreduktion, beispielsweise durch regelmäßige Spaziergänge in der Natur.
- Achten Sie auf eine bewusste Ernährung mit viel frischem Obst und Gemüse, um die Versorgung mit wichtigen Mikronährstoffen für die Schilddrüse sicherzustellen.
- Integrieren Sie regelmäßige Bewegung in Ihren Alltag, um den Stoffwechsel anzuregen und die Schilddrüsenfunktion positiv zu beeinflussen.
- Bewerten Sie Ihren Jodkonsum kritisch und besprechen Sie mit Ihrem Arzt, ob eine Jodsupplementation in Ihrem individuellen Fall sinnvoll ist.
- Informieren Sie sich über den Einfluss von Schadstoffen wie Pestiziden und Schwermetallen auf die Schilddrüse und minimieren Sie Ihre Exposition.
- Vermeiden Sie unnötige Strahlenbelastung im Kopf-Hals-Bereich, um die Schilddrüse zu schützen.
- Setzen Sie sich bewusst mit dem Thema Schilddrüsengesundheit auseinander und bilden Sie sich regelmäßig weiter, um Ihr Wissen zu erweitern.
- Fördern Sie Ihre Darmgesundheit durch eine ballaststoffreiche Ernährung und probiotische Lebensmittel, da ein gesunder Darm die Nährstoffaufnahme und somit auch die Schilddrüsenfunktion unterstützt.

Rückblick - 1. Grundlagen der Schilddrüsenfunktion

Die Schilddrüse, ein kleines Organ im Hals, spielt eine übergeordnete Rolle in Ihrem Stoffwechsel und beeinflusst zahlreiche Körperfunktionen, von der Energieproduktion bis zur Herzfrequenz. Ein Verständnis der grundlegenden Funktionsweise dieses Organs ist daher essentiell für Ihre Gesundheit. Die Schilddrüse produziert die Hormone T3 (Trijodthyronin) und T4 (Thyroxin), welche den Stoffwechsel aller Zellen regulieren. Dieser komplexe Prozess wird durch die Hirnanhangdrüse und den Hypothalamus gesteuert, die wiederum auf Signale aus dem Körper reagieren. Eine Störung dieses fein abgestimmten Systems kann zu einer Schilddrüsenunterfunktion führen, bei der die Hormonproduktion vermindert ist.

Um Ihre Schilddrüsengesundheit proaktiv zu unterstützen, können Sie verschiedene Maßnahmen ergreifen. Achten Sie auf eine ausgewogene Ernährung, die ausreichend Jod, Selen und Vitamin D enthält. Integrieren Sie regelmäßig Bewegung in Ihren Alltag, um Ihren Stoffwechsel anzukurbeln und die Insulinempfindlichkeit zu verbessern. Krafttraining und Ausdauersport wie zügiges Gehen sind hierfür besonders empfehlenswert. Gerade bei einer Schilddrüsenunterfunktion kann regelmäßiges Training helfen, Muskelschwäche und anderen Symptomen entgegenzuwirken. Beachten Sie jedoch, dass extreme Diäten oder übermäßiger Sport kontraproduktiv sein können. Finden Sie ein gesundes Maß, das zu Ihrem Lebensstil passt und Ihnen guttut.

Neben Ernährung und Bewegung spielt Stressmanagement eine wichtige Rolle. Chronischer Stress kann die Schilddrüsenfunktion negativ beeinflussen. Entspannungstechniken wie Yoga, Meditation oder autogenes Training können Ihnen helfen, Stress abzubauen und Ihr inneres Gleichgewicht wiederherzustellen. Achten Sie zudem auf eine ausreichende Jodzufuhr, idealerweise durch natürliche Quellen wie Seefisch und jodiertes Speisesalz. Vermeiden Sie jedoch eine übermäßige Jodzufuhr durch Nahrungsergänzungsmittel, es sei denn, diese wurden Ihnen von Ihrem Arzt ausdrücklich empfohlen. Besprechen Sie die Einnahme jeglicher Medikamente oder Nahrungsergänzungsmittel mit Ihrem Arzt, um mögliche Wechselwirkungen mit Ihrer Schilddrüsenfunktion auszuschließen.

Die Umsetzung dieser Empfehlungen mag im Alltag mitunter herausfordernd sein. Beginnen Sie daher schrittweise und integrieren Sie die einzelnen Maßnahmen nach und nach in Ihren Tagesablauf. Fokussieren Sie sich zunächst auf die Bereiche, die Ihnen am leichtesten fallen und steigern Sie die Intensität und Häufigkeit langsam. Suchen Sie sich Unterstützung bei Freunden, Familie oder in Selbsthilfegruppen. Der Austausch mit anderen Betroffenen kann Ihnen helfen, motiviert zu bleiben und Herausforderungen gemeinsam zu meistern. Eine gesunde Schilddrüse ist ein wichtiger Bestandteil Ihres Wohlbefindens. Investieren Sie in Ihre Gesundheit und übernehmen Sie aktiv Verantwortung für Ihre Schilddrüsenfunktion. Mit den richtigen Strategien und einer positiven Einstellung können Sie Ihre Schilddrüsengesundheit nachhaltig stärken und Ihre Lebensqualität verbessern.

2. Schilddrüsenunterfunktion

Fühlen Sie sich ständig erschöpft, nehmen trotz gesunder Ernährung zu und frieren selbst bei angenehmen Temperaturen? Diese Beschwerden könnten auf eine Schilddrüsenunterfunktion hinweisen - eine Stoffwechselstörung, die häufig übersehen oder falsch interpretiert wird. Der Weg zur Diagnose gleicht oft einer Odyssee durch verschiedene Arztpraxen, während der Körper weiter aus dem Gleichgewicht gerät. Neben der klassischen Hormontherapie existieren zahlreiche natürliche Ansätze, die den Stoffwechsel wieder in Balance bringen können. In diesem Kapitel entdecken Sie, wie Sie Ihre Schilddrüsenfunktion mit ganzheitlichen Methoden unterstützen und Ihre Lebensqualität deutlich verbessern können.

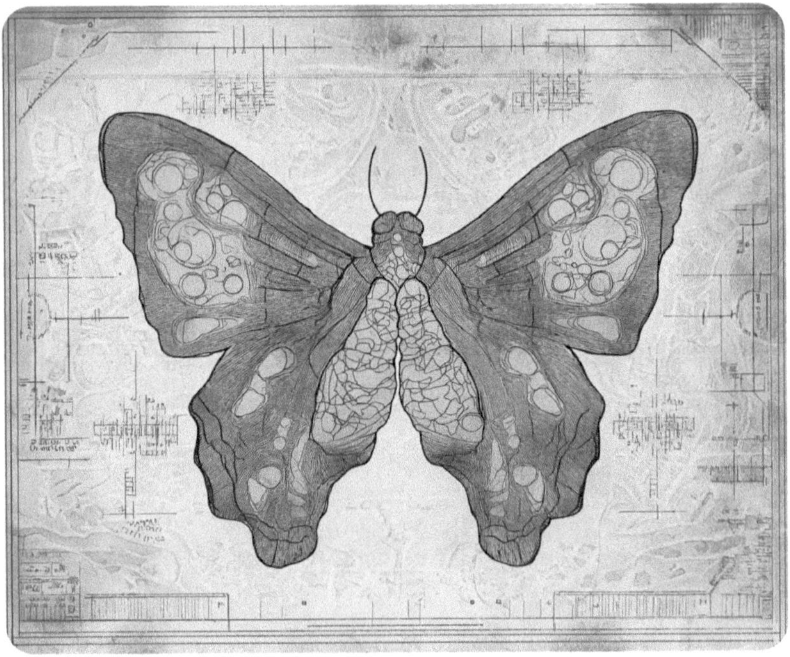

2. 1 Ursachen und Symptome

Schilddrüsenunterfunktion äußert sich durch vielfältige körperliche und psychische Symptome. Von trockener Haut und Haarausfall über Antriebslosigkeit und Gedächtnisprobleme bis hin zu Stoffwechselstörungen und Gewichtszunahme – die Auswirkungen betreffen nahezu alle Organsysteme und können die Lebensqualität erheblich beeinträchtigen. Die genaue Kenntnis der Ursachen und Symptome ist entscheidend, um eine Schilddrüsenunterfunktion frühzeitig zu erkennen und die Weichen für eine erfolgreiche Behandlung zu stellen. Lesen Sie weiter, um die vielfältigen Anzeichen einer Schilddrüsenunterfunktion zu verstehen und Ihre Gesundheit aktiv zu beeinflussen.

Sowohl körperliche als auch psychische Symptome können bei einer Schilddrüsenunterfunktion auftreten und sich gegenseitig beeinflussen. Ein ganzheitlicher Ansatz, der sowohl den Körper als auch die Psyche berücksichtigt, ist daher wichtig für Diagnose und Therapie.

Körperliche Anzeichen

Körperliche Anzeichen einer Schilddrüsenunterfunktion sind vielfältig und betreffen nahezu alle Organsysteme. Hautveränderungen sind häufig und reichen von trockener, schuppiger Haut, besonders an den Streckseiten der Arme und Beine, bis hin zu einer geschwollenen, teigigen Haut, die an Wachs erinnert [s27]. Auch eine blasse oder gelbliche Verfärbung der Haut kann vorkommen [s27]. Das Haar wird oft trocken und brüchig, Haarausfall (Alopezie) – diffus oder stellenweise – ist ebenfalls möglich und wird durch eine vermehrte Anzahl an Haaren in der Ruhephase (Telogenphase) verursacht [s27]. Auch die Nägel verändern sich: Sie werden brüchiger, wachsen langsamer und lösen sich vom Nagelbett [s27]. So können brüchige Nägel, die sich leicht spalten, ein Hinweis auf eine Schilddrüsenunterfunktion sein. Jenseits der Haut zeigen sich weitere körperliche Anzeichen. Verzögerte Reflexe, Heiserkeit und Schwellungen im Gesicht können auftreten [s28]. Hinzu kommen Symptome wie Kälteempfindlichkeit, Verstopfung und Gewichtszunahme [s29] [s30]. Ältere Patienten weisen oft unspezifische Symptome auf, wie Müdigkeit und Schwäche [s31]. Bei ihnen können auch neurologische Symptome wie Geschmacksstörungen, Hörbeeinträchtigung und Koordinationsstörungen (Ataxie) auftreten [s31]. Zusätzlich können bei

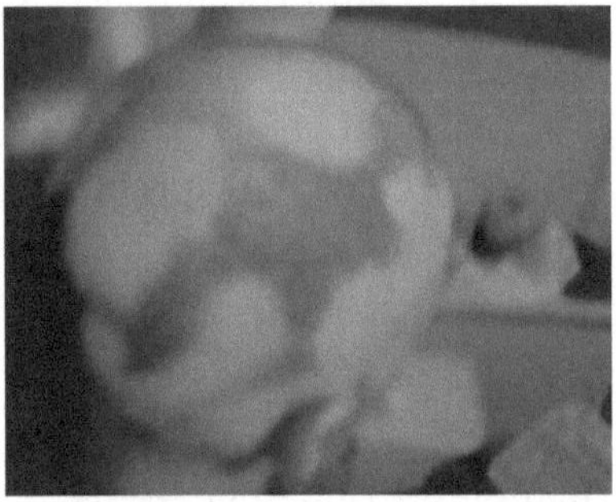

Alopezie [i16]

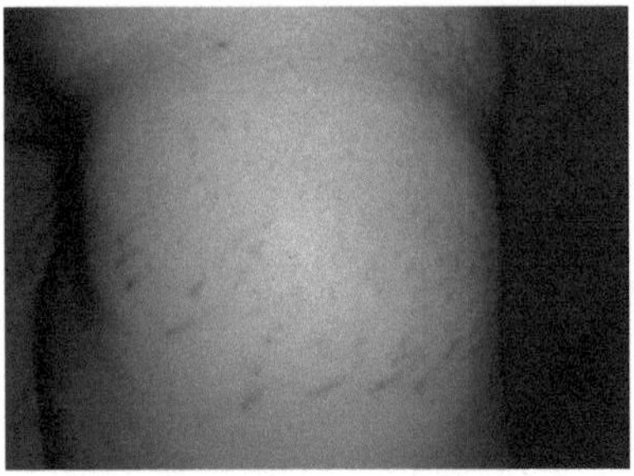

Dehnungsstreifen [i17]

Tumoren in anderen endokrinen Drüsen Symptome wie Magengeschwüre, häufiger Durchfall, geschwollene Hände und Füße sowie Bauchschmerzen und niedriger Blutzucker vorkommen [s32]. Das Cushing-Syndrom, eine Erkrankung mit erhöhter Cortisolproduktion, kann Gewichtszunahme (vor allem im Gesicht und am Rumpf), dünne Arme und Beine, vermehrte Fettansammlungen im Nacken und zwischen den Schultern, leichte Blutergüsse und breite, lilafarbene Dehnungsstreifen verursachen [s33]. Bei Frauen kann es zu verstärktem Haarwuchs im Gesicht, am Hals, auf der Brust, am Bauch und an den Oberschenkeln sowie zu unregelmäßigen oder ausbleibenden Menstruationsperioden kommen [s33]. Männer können unter verminderter Fruchtbarkeit, verringertem sexuellen Interesse und erektiler Dysfunktion leiden [s33].

Gut zu wissen

Alopezie

Alopezie, im Zusammenhang mit einer Schilddrüsenunterfunktion, kann durch den veränderten Hormonhaushalt ausgelöst werden, der den Haarwuchszyklus stört und zu übermäßigem Haarausfall führt. Die Behandlung der Schilddrüsenunterfunktion kann dazu beitragen, den normalen Haarwuchs wiederherzustellen.

Cushing-Syndrom

Das Cushing-Syndrom, in Verbindung mit Schilddrüsenproblemen, kann durch die Wechselwirkungen zwischen den Hormonsystemen entstehen und zu einer Reihe von Symptomen führen, darunter Gewichtszunahme, dünne Gliedmaßen und Hautveränderungen. Die Behandlung konzentriert sich auf die Regulierung des Hormonhaushaltes.

Telogenphase

Die Telogenphase, die Ruhephase des Haarwuchszyklus, kann bei einer Schilddrüsenunterfunktion verlängert sein, was zu vermehrtem Haarausfall führt. Eine wirksame Behandlung der Schilddrüsenunterfunktion kann den Haarwuchszyklus normalisieren.

Häufige Symptome einer Schilddrüsenunterfunktion

Symptomhäufigkeit bei Patienten mit unbehandelter Schilddrüsenunterfunktion

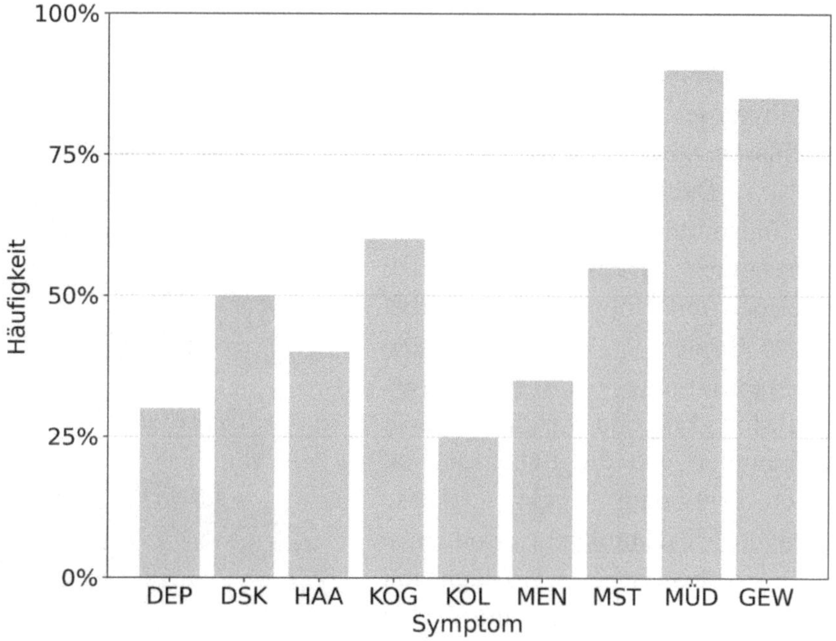

DEP: Depression

DSK: Trockene Haut

GEW: Gewichtszunahme

HAA: Haarausfall

KOG: Kognitive Dysfunktion

KOL: Kälteempfindlichkeit

MEN: Menstruationsstörungen

MST: Verstopfung

MÜD: Müdigkeit

Müdigkeit und Gewichtszunahme sind die am häufigsten gemeldeten Symptome, die einen erheblichen Teil der Menschen mit Schilddrüsenunterfunktion betreffen. Kognitive Dysfunktion, Verstopfung und trockene Haut betreffen ebenfalls eine beträchtliche Anzahl von Patienten, was das breite Spektrum möglicher Auswirkungen dieser Erkrankung verdeutlicht. Weniger häufig, aber dennoch bemerkenswert, sind Symptome wie Haarausfall und Menstruationsstörungen, die erhebliche Auswirkungen auf die Lebensqualität haben können.

Psychische Veränderungen

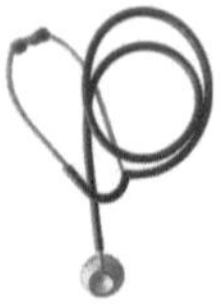

Psychische Veränderungen treten bei einer Schilddrüsenunterfunktion (Hypothyreose) häufig auf und beeinflussen Stimmung, Konzentration und Denkleistung [s34]. Gedächtnisprobleme und ein verlangsamtes Denkvermögen, zu vergleichen mit einem diffusen Nebel im Kopf, können die Alltagsbewältigung erschweren. Antriebslosigkeit und Apathie können hinzukommen und die Lebensqualität deutlich mindern [s34]. Diese kognitiven Einschränkungen sollten in der psychiatrischen Diagnostik berücksichtigt werden, um eine Fehldiagnose zu vermeiden. Neben den kognitiven Defiziten besteht ein enger Zusammenhang zwischen einer Schilddrüsenunterfunktion und Depressionen [s35]. Patienten mit einer nicht oder unzureichend behandelten Hypothyreose haben ein erhöhtes Risiko, eine Depression zu entwickeln [s35]. Studien zeigen, dass bis zu 40% der Betroffenen klinisch relevante depressive Verstimmungen aufweisen [s35]. Die Behandlung der Schilddrüsenunterfunktion mit Schilddrüsenhormonen kann in vielen Fällen auch die Stimmung verbessern und depressive Symptome lindern [s35]. Die Wechselwirkungen zwischen der Hypothalamus-Hypophysen-Schilddrüsen-Achse und den Botenstoffen im Gehirn, die die Stimmung regulieren, spielen dabei eine

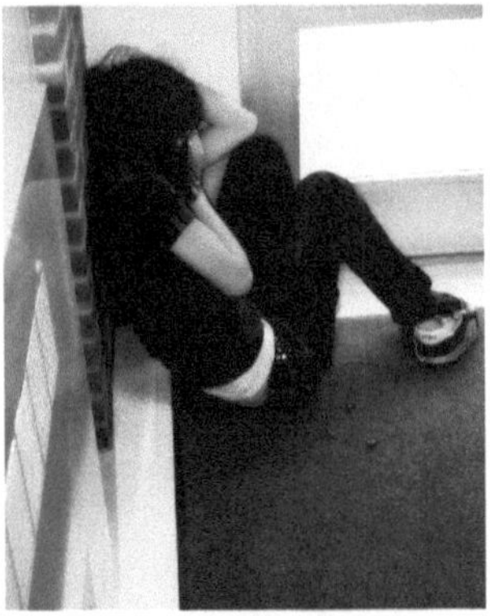

Depression [i18]

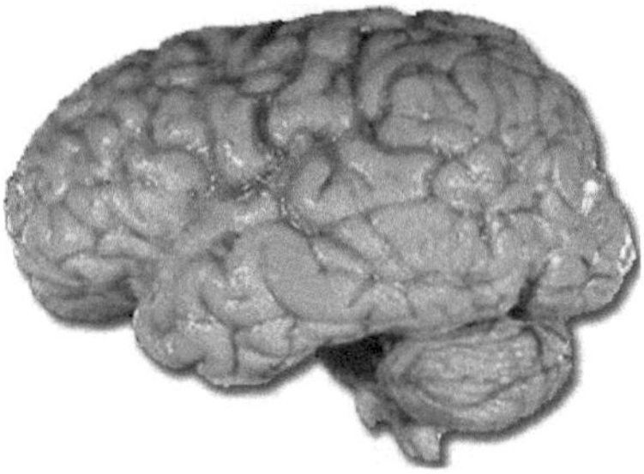

Gedächtnis [i19]

entscheidende Rolle. Eine Depression kann die Funktion dieser Achse und damit die Schilddrüsenhormonproduktion beeinflussen. Umgekehrt können veränderte Schilddrüsenhormonspiegel auch die Stimmung beeinflussen [s35]. Interessanterweise berichten 10–20% der Patienten trotz normaler TSH-Werte (Schilddrüsen-stimulierendes Hormon) über anhaltende Beschwerden, darunter kognitive und stimmungsbezogene Probleme [s36] [s37]. Diese andauernden Symptome, die auch als "Brain Fog" bezeichnet werden, umfassen unter anderem Konzentrationsschwierigkeiten, Gedächtnislücken, Schlafstörungen, Angstzustände und eine reduzierte Entscheidungsfähigkeit [s37]. Für Betroffene kann es hilfreich sein, ein Tagebuch zu führen, um die auftretenden Symptome und deren zeitlichen Verlauf zu dokumentieren. Diese Aufzeichnungen können dem Arzt wichtige Hinweise für die Diagnose und Therapie liefern.

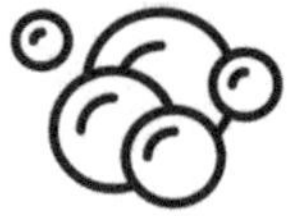

Hypothalamus-Hypophysen-Schilddrüsen-Achse

Die Hypothalamus-Hypophysen-Schilddrüsen-Achse ist ein komplexes Regelkreissystem im Körper, das die Produktion und Freisetzung von Schilddrüsenhormonen steuert. Der Hypothalamus und die Hypophyse im Gehirn senden Signale an die Schilddrüse, um die Hormonproduktion anzupassen. Störungen in diesem Regelkreislauf können zu einer Schilddrüsenunterfunktion führen.

Kognitive Einschränkungen

Kognitive Einschränkungen bei einer Schilddrüsenunterfunktion äußern sich in vielfältiger Weise. Neben Gedächtnisproblemen und verlangsamtem Denkvermögen können auch Konzentrationsschwierigkeiten, Wortfindungsstörungen und eine reduzierte Entscheidungsfähigkeit auftreten. Die Beeinträchtigungen im kognitiven Bereich können die Alltagsbewältigung erheblich erschweren und die Lebensqualität mindern.

TSH

TSH steht für Thyreoidea-stimulierendes Hormon und wird von der Hirnanhangdrüse (Hypophyse) ausgeschüttet. Es reguliert die Hormonproduktion der Schilddrüse. Ein erhöhter TSH-Wert kann auf eine Schilddrüsenunterfunktion hinweisen, da die Hypophyse versucht, die Schilddrüse zur Produktion von mehr Hormonen anzuregen.

Verteilung psychologischer Symptome bei Schilddrüsenunterfunktion

Häufige psychologische Symptome im Zusammenhang mit Schilddrüsenunterfunktion.

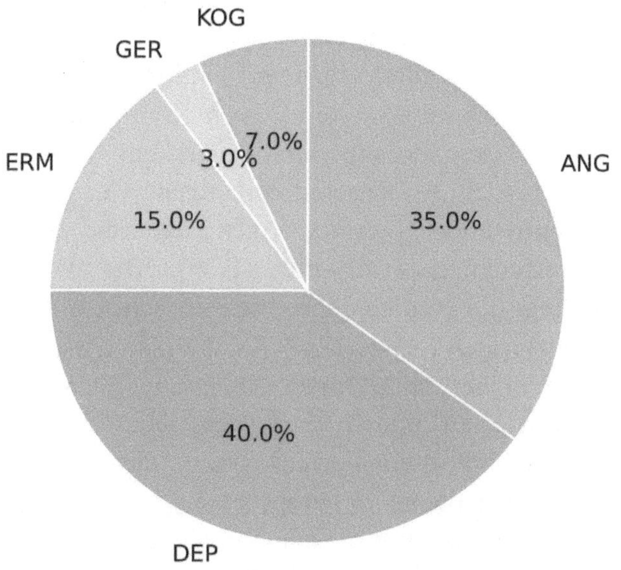

ANG: Angstzustände
DEP: Depression
ERM: Ermüdung
GER: Gereiztheit
KOG: Kognitive Beeinträchtigung

Depression und Angstzustände sind die häufigsten psychologischen Symptome bei Schilddrüsenunterfunktion und beeinträchtigen das allgemeine Wohlbefinden der Patienten erheblich. Ermüdung und kognitive Beeinträchtigungen stellen, obwohl sie weniger häufig als Stimmungsstörungen auftreten, immer noch einen erheblichen Anteil der erlebten Symptome dar und können die tägliche Funktionsfähigkeit deutlich beeinflussen. Gereiztheit kann, obwohl weniger häufig, zusätzlich zu den Herausforderungen beitragen, mit denen Menschen mit Schilddrüsenunterfunktion konfrontiert sind. Diese Erkenntnisse unterstreichen die Bedeutung der Berücksichtigung und Behandlung der psychologischen Auswirkungen der Schilddrüsenunterfunktion in Behandlungsstrategien.

Stoffwechselstörungen

Stoffwechselstörungen stellen bei einer Schilddrüsenunterfunktion ein komplexes Thema dar, da sie sowohl Folge der Erkrankung als auch ein eigenständiges Problem sein können, das die Schilddrüsenfunktion beeinflusst. Eine Schilddrüsenunterfunktion verlangsamt den Stoffwechsel, was zu einer Reihe von Symptomen führt, etwa Gewichtszunahme, Verstopfung und ständiger Müdigkeit [s38]. Gleichzeitig können Stoffwechselerkrankungen wie Diabetes mellitus die Schilddrüsenfunktion beeinträchtigen und die Diagnose einer Schilddrüsenunterfunktion erschweren [s39]. Bei Diabetes Typ 2 beispielsweise liegt die Hypothyreose-Rate zwischen 6 und 20 % [s39]. Die Wechselwirkungen zwischen Schilddrüse und Stoffwechsel erfordern daher eine sorgfältige Abklärung, um die optimale Behandlungsstrategie zu finden. Besonders bei Patienten mit einer Schilddrüsenunterfunktion, die trotz Therapie anhaltende neuropsychiatrische Beschwerden wie Konzentrationsschwierigkeiten oder depressive Verstimmungen erleben, sollte eine genauere Untersuchung des Stoffwechsels erfolgen [s38]. Ein detailliertes Protokoll der Nahrungsaufnahme und des Aktivitätslevels kann dabei helfen, etwaige Ungleichgewichte zu identifizieren und gezielte Maßnahmen zu ergreifen. [s38]

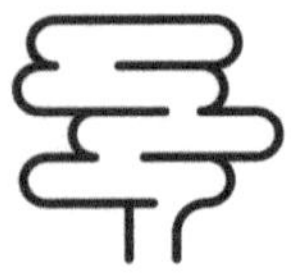

Gut zu wissen

Diabetes mellitus

Diabetes mellitus, insbesondere Typ 2, kann die Schilddrüsenfunktion beeinträchtigen und das Risiko einer Schilddrüsenunterfunktion erhöhen. Die Wechselwirkungen zwischen Diabetes und Schilddrüsenunterfunktion machen eine sorgfältige Diagnose und Behandlung notwendig.

Neuropsychiatrische Beschwerden

Neuropsychiatrische Beschwerden wie Konzentrationsschwierigkeiten, depressive Verstimmungen oder Angstzustände können als Folge einer Schilddrüsenunterfunktion auftreten und sollten bei der Behandlung berücksichtigt werden.

Stoffwechselstörungen

Stoffwechselstörungen können die Ursache für eine Schilddrüsenunterfunktion sein oder durch diese entstehen. Sie können die Schilddrüsenfunktion beeinflussen und Symptome wie Gewichtszunahme oder Müdigkeit verstärken. Eine genaue Untersuchung des Stoffwechsels ist wichtig, um die richtige Behandlung zu finden.

Korrelation von TSH und freiem T4

Veranschaulicht die inverse Beziehung zwischen TSH- und freiem T4-Spiegel.

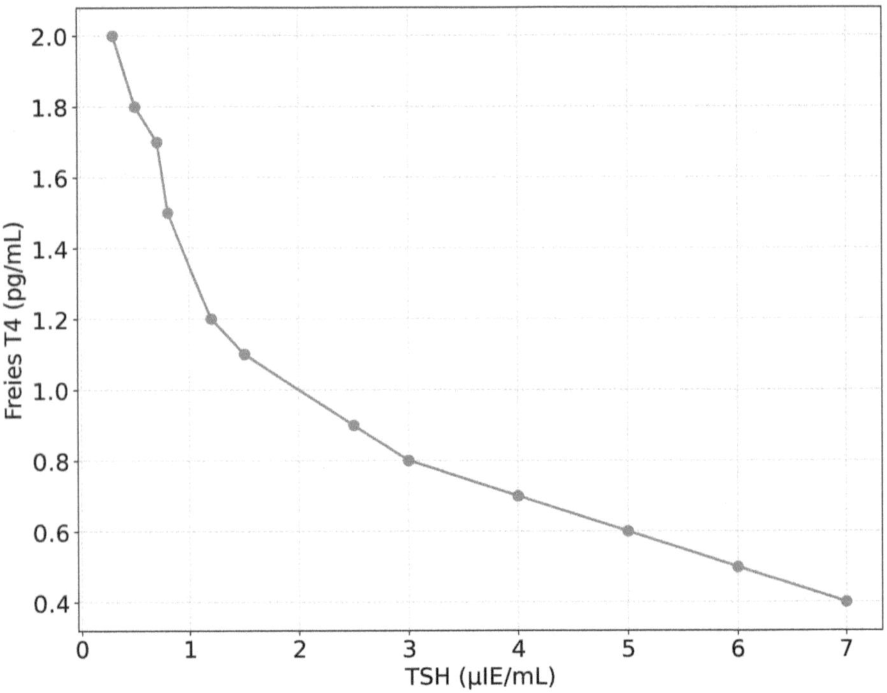

Die Daten zeigen die erwartete negative Korrelation zwischen TSH und freiem T4. Wenn die TSH-Werte steigen, sinken die freien T4-Werte im Allgemeinen, was auf eine potenzielle Hypothyreose hinweist. Umgekehrt können niedrigere TSH-Werte zusammen mit höherem freien T4 auf eine Hyperthyreose hinweisen. Das Streudiagramm ermöglicht die Visualisierung dieser Beziehung und die Identifizierung potenzieller Ausreißer.

Konkrete Ratschläge

- Analysieren Sie Ihre tägliche Stimmungsschwankung und notieren Sie diese neben den Mahlzeiten, um Zusammenhänge zwischen Ernährung und emotionalem Zustand im Kontext Ihrer Schilddrüse zu erkennen.
- Führen Sie ein "Kälte-Tagebuch": Notieren Sie, wann und wie stark Sie frieren, um mögliche Zusammenhänge mit Ihrer Schilddrüsenfunktion zu erkennen und Ihrem Arzt aufzuzeigen.
- Konzentrieren Sie sich täglich für fünf Minuten auf einen einzelnen Sinneseindruck (z.B. den Geschmack einer Rosine) – trainieren Sie so Ihre Wahrnehmung, um subtile Veränderungen durch die Schilddrüse frühzeitig zu bemerken.
- Verändern Sie bewusst Ihre Schlafposition und beobachten Sie, ob sich dadurch Ihre morgendliche Heiserkeit verändert – ein möglicher Indikator für Wassereinlagerungen im Halsbereich.
- Massieren Sie sanft Ihren Halsbereich, um die Durchblutung der Schilddrüse anzuregen und Ihr Körperbewusstsein für diesen Bereich zu stärken. Achten Sie dabei auf etwaige Druckempfindlichkeiten.
- Experimentieren Sie mit wechselwarmen Duschen im Halsbereich, um die Durchblutung der Schilddrüse anzuregen und mögliche positive Effekte auf Ihr Wohlbefinden zu beobachten.
- Verbringen Sie jeden Tag mindestens 15 Minuten im Tageslicht, um die Vitamin-D-Produktion anzuregen, welche indirekt die Schilddrüsenfunktion unterstützen kann.

2. 2 Ernährungstherapie

Eine angepasste Ernährungstherapie spielt bei Schilddrüsenunterfunktion eine entscheidende Rolle für Ihr Wohlbefinden. Die richtige Zufuhr von Nährstoffen wie Jod und Selen beeinflusst die Hormonproduktion maßgeblich, während eine ungünstige Lebensmittelauswahl bestehende Beschwerden verschlimmern kann. Auch die optimale Gestaltung der Mahlzeiten, unter Berücksichtigung individueller Unverträglichkeiten und des richtigen Umgangs mit potenziell problematischen Lebensmitteln, trägt wesentlich zum Therapieerfolg bei. Erfahren Sie in diesem Kapitel, wie Sie Ihre Ernährung gezielt einsetzen, um Ihre Schilddrüsengesundheit positiv zu beeinflussen.

Eine bedarfsgerechte Nährstoffzufuhr, die individuell auf Unverträglichkeiten abgestimmt und mit einer entzündungshemmenden, ausgewogenen Ernährung kombiniert wird, unterstützt die Schilddrüsenfunktion und kann den Therapieerfolg bei Schilddrüsenunterfunktion maßgeblich beeinflussen.

Nährstoffbedarf

Bei einer Schilddrüsenunterfunktion spielt die ausreichende Zufuhr bestimmter Nährstoffe eine wichtige Rolle für die Hormonproduktion und das allgemeine Wohlbefinden. Jod ist essenziell für die Synthese der Schilddrüsenhormone T3 (Trijodthyronin) und T4 (Thyroxin). Der tägliche Bedarf variiert je nach Alter und Lebensphase, wobei Schwangere einen erhöhten Bedarf haben [s40]. Jodreiche Lebensmittel sind unter anderem Meeresfrüchte, Milchprodukte und Eier. Die Verwendung von jodiertem Speisesalz im Alltag trägt ebenfalls zur Deckung des Jodbedarfs bei [s40]. Veganer und Schwangere sollten ihren Jodstatus regelmäßig überprüfen lassen, um einem möglichen Mangel vorzubeugen [s40]. Eine übermäßige Jodzufuhr kann jedoch auch zu Schilddrüsenproblemen führen [s40]. Ein weiterer wichtiger Nährstoff ist Selen. Es trägt dazu bei, die Schilddrüse vor oxidativem Stress zu schützen und ist an der Umwandlung von T4 in das aktivere T3 beteiligt [s41]. Selenmethionin gilt aufgrund seiner guten Bioverfügbarkeit als bevorzugte Supplementform [s41]. Die empfohlene Tagesdosis liegt zwischen 40 und 85 Mikrogramm für Erwachsene [s41]. Die tatsächliche Selenaufnahme variiert regional, etwa 40 μg in Europa und bis zu 134 μg für Männer in den USA [s41]. Ein Selenmangel kann die Hormonproduktion beeinträchtigen und zu einem Anstieg des TSH (Thyreotropin) führen, was die Schilddrüse schädigen kann [s41]. Eine zu hohe Selenzufuhr (Selenose) kann wiederum toxische Wirkungen wie Übelkeit, Erbrechen oder Haarausfall hervorrufen [s41]. Daher ist eine bedarfsgerechte Zufuhr wichtig. Ein Beispiel: Jemand, der wenig Fisch und Meeresfrüchte isst, könnte seinen Selenspiegel überprüfen lassen und gegebenenfalls ein Selenmethionin-Präparat in der empfohlenen Dosierung einnehmen.

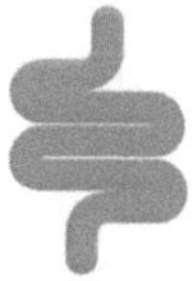

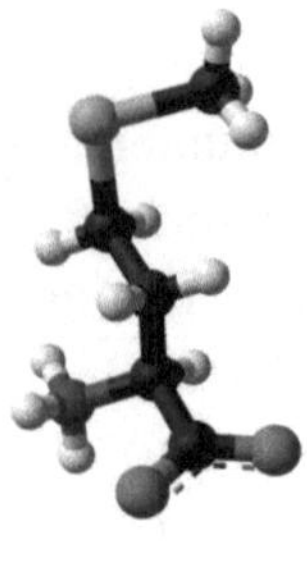

Selenmethionin [i20]

Nährstoff-Fokus bei Schilddrüsenunterfunktion

Wichtige Nährstoffe zur Unterstützung der Schilddrüsenfunktion.

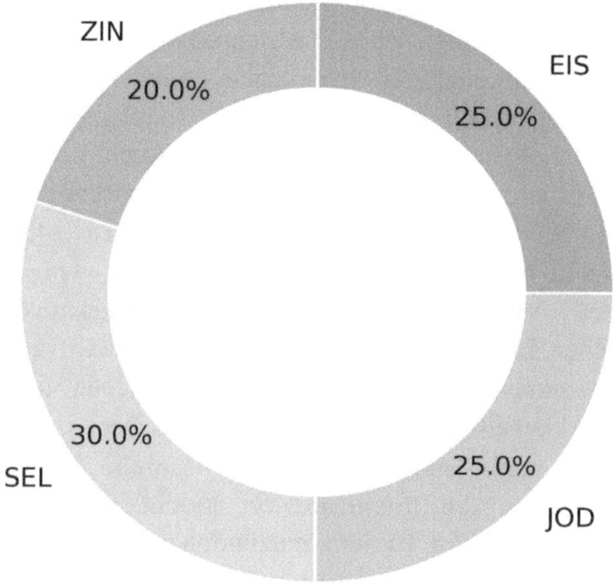

EIS: Eisen

JOD: Jod

SEL: Selen

ZIN: Zink

Diese Grafik zeigt die Bedeutung einer ausgewogenen Nährstoffaufnahme für eine optimale Schilddrüsengesundheit. Selen ist entscheidend für die Schilddrüsenhormon-Umwandlung, während Jod für die Hormonproduktion essentiell ist. Eisen spielt eine Rolle beim Sauerstofftransport zu den Zellen und beeinflusst den allgemeinen Energiehaushalt, und Zink trägt zur Hormonregulation und Immunfunktion bei. Die Unterstützung dieser Nährstoffe durch Ernährung und/oder Nahrungsergänzung kann zu einem besseren Management der Schilddrüsengesundheit beitragen.

Lebensmittelauswahl

Die Lebensmittelauswahl beeinflusst den Verlauf einer Schilddrüsenunterfunktion maßgeblich. Neben der ausreichenden Zufuhr von Jod und Selen gilt es, weitere Aspekte zu berücksichtigen. So können bei Autoimmunerkrankungen der Schilddrüse Nahrungsmittel mit hohem Jodgehalt, wie Meeresfrüchte, Milchprodukte oder Eier, die Beschwerden verstärken [s42]. In solchen Fällen ist die Rücksprache mit medizinischem Fachpersonal bezüglich Jodpräparaten ratsam, da diese negative Folgen haben können [s42]. Auch eine gluten- und laktosefreie Ernährung kann positive Auswirkungen auf die biochemischen Werte bei Schilddrüsenpatienten haben [s43]. Zusätzlich kann der Verzehr bestimmter Samen vorteilhaft sein, wobei die Effekte aufgrund der Vielfältigkeit der Schilddrüsenerkrankungen und unterschiedlicher Ernährungsgewohnheiten individuell variieren [s43]. Entzündungshemmende Ernährungsweisen mit frischen, unverarbeiteten Lebensmitteln können die Gesundheit positiv beeinflussen und zur Entgiftung beitragen [s44]. Omega-3-Fettsäuren, Magnesium und Ballaststoffe können die Immunantwort modulieren und Symptome mildern [s44]. Umgekehrt fördern entzündungsfördernde Lebensmittel die Entzündungsprozesse im Körper und sollten reduziert werden [s44]. Goitrogene, in Lebensmitteln wie Soja und Kreuzblütlern, können die Jodaufnahme hemmen [s45]. Eine bewusste Auswahl und Kombination von Nahrungsmitteln ist daher zentral für den Therapieerfolg. Wer beispielsweise unter einer Autoimmunerkrankung der Schilddrüse leidet und gleichzeitig seinen Jodbedarf decken möchte, könnte seinen Speiseplan mit unjodiertem Salz, Obst, Gemüse, Hülsenfrüchten, Nüssen und bestimmten Getreideprodukten gestalten, während er jodiertes Salz, Fisch, Meeresfrüchte, Milchprodukte und Eier meidet [s46].

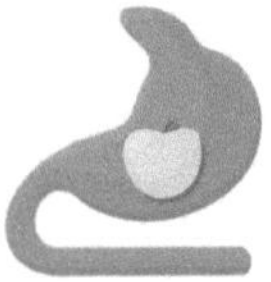

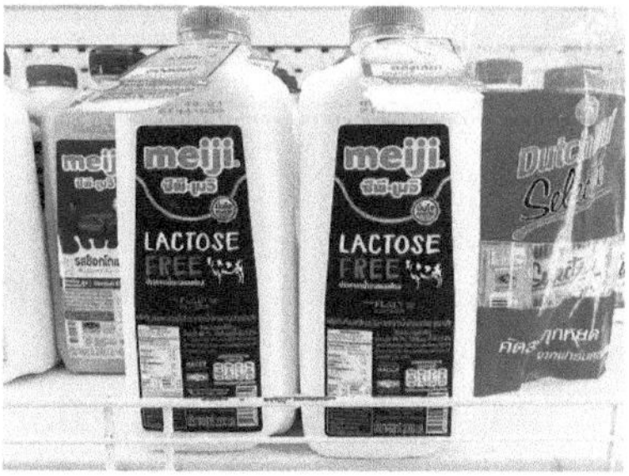

Laktose [i21]

Gut zu wissen

Ballaststoffe

Unverdauliche Pflanzenfasern, die die Verdauung regulieren und die Aufnahme von Nährstoffen beeinflussen können. Sie können dazu beitragen, den Blutzuckerspiegel stabil zu halten, was sich positiv auf die Schilddrüsenfunktion auswirken kann.

Gluten

Ein Protein, das in vielen Getreidesorten vorkommt. Bei manchen Menschen mit Schilddrüsenunterfunktion kann Gluten zu Entzündungen im Darm beitragen, die die Aufnahme von Nährstoffen beeinträchtigen und die Schilddrüsenfunktion beeinflussen können.

Goitrogene

Substanzen, die in einigen Lebensmitteln wie Soja und Kreuzblütlern vorkommen und die Jodaufnahme hemmen können. Bei einer Schilddrüsenunterfunktion sollte der Verzehr goitrogenhaltiger Lebensmittel mit Bedacht erfolgen und im Idealfall durch ausreichende Jodzufuhr ausgeglichen werden.

Laktose

Der Zucker in Milch und Milchprodukten. Ähnlich wie Gluten kann Laktose bei manchen Menschen mit Schilddrüsenunterfunktion zu Verdauungsproblemen führen und die Nährstoffaufnahme beeinflussen.

Nährstoffreiche Lebensmittel

Empfohlene Nährstoffaufnahme

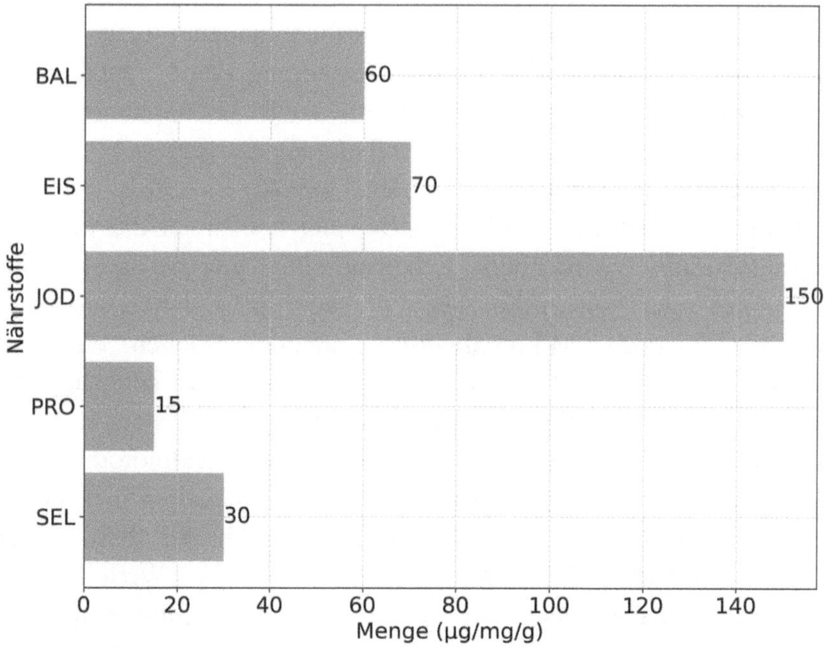

BAL: Ballaststoffe

EIS: Eisen

JOD: Jod

PRO: Protein

SEL: Selen

Dieses Diagramm visualisiert die empfohlene tägliche Aufnahme wichtiger Nährstoffe bei Schilddrüsenunterfunktion. Jod ist essentiell für die Hormonproduktion, Selen unterstützt die Schilddrüsenfunktion und Eisen hilft bei der Energiegewinnung. Eine ausreichende Proteinzufuhr ist für den Zellstoffwechsel wichtig, während Ballaststoffe die Verdauung regulieren. Die Werte stellen eine allgemeine Empfehlung dar und können je nach individuellem Bedarf variieren.

Mahlzeitengestaltung

Die Gestaltung der Mahlzeiten bei einer Schilddrüsenunterfunktion geht über die reine Nährstoffversorgung hinaus und umfasst auch den richtigen Umgang mit Lebensmitteln im Kontext individueller Bedürfnisse und gesundheitlicher Besonderheiten. Eine auf die Schilddrüsengesundheit abgestimmte Ernährung kann nicht nur die Nährstoffzufuhr optimieren, sondern auch Entzündungsprozesse beeinflussen und das allgemeine Wohlbefinden steigern [s47]. So kann eine Ernährungsumstellung, die den oxidativen Stress reduziert, messbare Vorteile bieten [s47]. Ein Beispiel hierfür ist die Integration von antioxidativ wirkenden Lebensmitteln wie Beeren, grünem Blattgemüse oder Nüssen in den täglichen Speiseplan. Diese liefern nicht nur wichtige Mikronährstoffe, sondern können auch dazu beitragen, die durch freie Radikale verursachten Zellschäden zu minimieren und so die Schilddrüsenfunktion zu unterstützen. Bei Autoimmunerkrankungen der Schilddrüse, wie hashimotothyreoiditis, ist die Berücksichtigung individueller Unverträglichkeiten entscheidend. Während eine gluten- und laktosefreie Ernährung bei manchen Patienten positive Effekte auf die biochemischen Werte und das Wohlbefinden haben kann, ist eine generelle Eliminierung dieser Nahrungsmittel ohne medizinische Indikation nicht gerechtfertigt [s47]. Vielmehr sollte die Ernährung auf den individuellen Fall abgestimmt und gegebenenfalls durch gezielte Diagnostik und therapeutische Begleitung unterstützt werden. Ein bewusster Umgang mit potenziell problematischen Lebensmitteln kann dazu beitragen, Beschwerden zu lindern und die Therapie zu optimieren. Die Mahlzeitenfrequenz und -verteilung über den Tag können ebenfalls Einfluss auf den Stoffwechsel und die Hormonproduktion haben. Regelmäßige Mahlzeiten in moderaten Portionen können Blutzuckerschwankungen vermeiden und so die Schilddrüsenfunktion stabilisieren. Eine Möglichkeit, dies im Alltag umzusetzen, ist die Einteilung der täglichen Nahrungsaufnahme in drei Hauptmahlzeiten und zwei Zwischenmahlzeiten. Die

Zwischenmahlzeiten können beispielsweise aus Obst, Gemüse mit Hummus oder einer Handvoll Nüsse bestehen. Durch die Kombination dieser Aspekte – Nährstoffoptimierung, Berücksichtigung individueller Unverträglichkeiten und angepasste Mahlzeitenfrequenz – lässt sich die Mahlzeitengestaltung effektiv in die Therapie der Schilddrüsenunterfunktion integrieren und so zu einer Verbesserung der Lebensqualität beitragen.

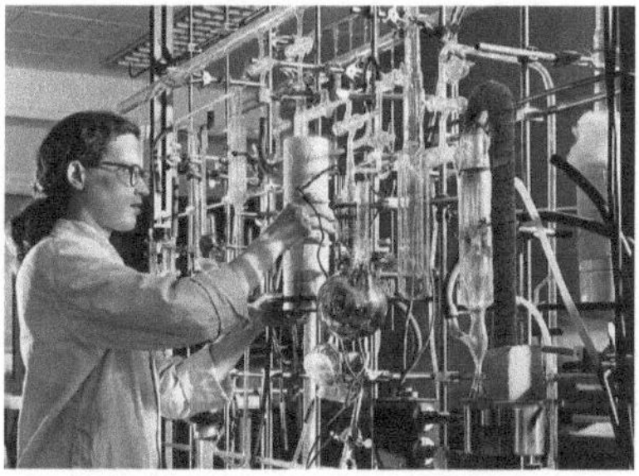

Oxidativer Stress [i22]

Makronährstoffverteilung bei Schilddrüsenunterfunktion

Optimale Makronährstoffverhältnisse zur Unterstützung der Schilddrüsenfunktion.

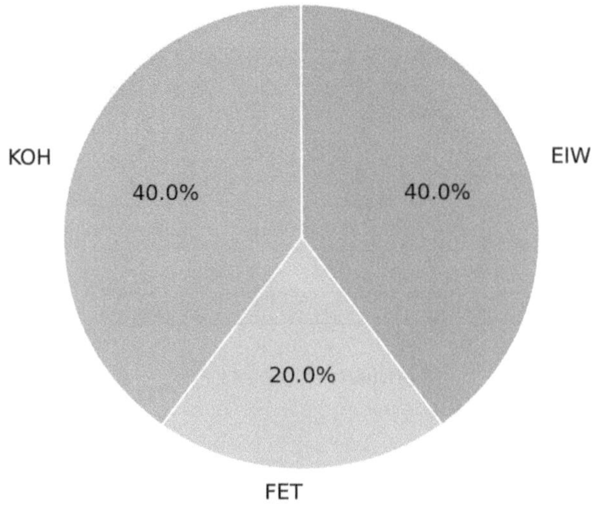

- EIW: Eiweiß (40%)
- FET: Gesunde Fette (20%)
- KOH: Komplexe Kohlenhydrate (40%)

Diese Grafik betont die Bedeutung einer ausgewogenen Makronährstoffaufnahme bei der Behandlung einer Schilddrüsenunterfunktion. Der erhebliche Proteinanteil unterstützt die Gewebereparatur und Hormonproduktion. Komplexe Kohlenhydrate liefern nachhaltige Energie ohne Blutzuckerspitzen, die sich negativ auf die Schilddrüsenfunktion auswirken können. Gesunde Fette sind entscheidend für die Hormonsynthese und das allgemeine Wohlbefinden. Diese Verteilung zielt darauf ab, den Blutzucker zu stabilisieren, Entzündungen zu reduzieren und die optimale Schilddrüsenhormonumwandlung zu unterstützen.

Konkrete Ratschläge

- Integrieren Sie regelmäßig eisenreiche Lebensmittel wie Hülsenfrüchte und dunkles Blattgemüse in Ihren Speiseplan, um die Aufnahme von Schilddrüsenhormonen in den Zellen zu fördern.
- Trinken Sie grünen Tee zu den Mahlzeiten, um die Aufnahme von Jod zu reduzieren, falls Sie eine Autoimmunerkrankung der Schilddrüse haben und jodreiche Lebensmittel meiden sollen.
- Bereiten Sie Ihre Kreuzblütlergemüse wie Brokkoli und Blumenkohl gedünstet oder gekocht zu, um den Gehalt an Goitrogenen zu verringern, die die Jodaufnahme hemmen können.
- Kombinieren Sie selenreiche Lebensmittel wie Paranüsse mit Vitamin-E-reichen Lebensmitteln wie Mandeln, da Vitamin E die Selenaufnahme verbessert.
- Starten Sie Ihren Tag mit einem zinkreichen Frühstück, beispielsweise mit Haferflocken und Kürbiskernen, da Zink die Umwandlung von T4 in T3 unterstützt.
- Verwenden Sie beim Kochen frische Kräuter und Gewürze wie Kurkuma und Ingwer, die entzündungshemmende Eigenschaften besitzen und die Schilddrüsenfunktion unterstützen können.
- Experimentieren Sie mit Rezepten für fermentierte Lebensmittel wie Sauerkraut und Kimchi, um Ihre Darmgesundheit zu fördern und die Nährstoffaufnahme zu optimieren.
- Planen Sie Ihre Mahlzeiten im Voraus und bereiten Sie gesunde Snacks vor, um Heißhungerattacken und ungesunde Nahrungsmittel zu vermeiden, die Ihre Schilddrüse belasten könnten.

2. 3 Alternative Behandlungsmethoden

Alternative Behandlungsmethoden bieten ergänzende Möglichkeiten, die Beschwerden einer Schilddrüsenunterfunktion zu lindern. Pflanzliche Heilmittel, Entspannungstechniken und Bewegungstherapie können den Stoffwechsel anregen, Stress reduzieren und das allgemeine Wohlbefinden steigern. Diese Methoden ersetzen keine ärztlich verordnete Therapie, bieten aber wertvolle Unterstützung im Umgang mit den vielfältigen Symptomen. Entdecken Sie im Folgenden, wie Sie diese Ansätze in Ihren Alltag integrieren und Ihre Lebensqualität verbessern können.

Alternative Behandlungsmethoden für Schilddrüsenunterfunktion können eine wertvolle Ergänzung zur schulmedizinischen Behandlung sein, sollten diese aber niemals ersetzen. Eine Rücksprache mit Arzt oder Heilpraktiker ist unerlässlich, um Risiken und Wechselwirkungen auszuschließen und die Behandlung individuell anzupassen.

Pflanzliche Heilmittel

Pflanzliche Heilmittel finden in der Behandlung von Schilddrüsenunterfunktion, auch Hypothyreose genannt, zunehmend Beachtung. Dabei ist jedoch Vorsicht geboten, denn die Wirksamkeit vieler pflanzlicher Präparate ist wissenschaftlich nicht ausreichend belegt. Es gibt eine Vielzahl von Pflanzen, denen positive Effekte auf die Schilddrüse zugeschrieben werden, darunter Blasentang (reich an Jod), Coleus forskohlii (fördert die Schilddrüsenhormonproduktion) und Ashwagandha (kann den TSH-Spiegel senken). [s48] Jod ist essenziell für die Bildung von Schilddrüsenhormonen. Ein Jodmangel kann zu einer Schilddrüsenunterfunktion führen. Allerdings kann eine übermäßige Jodzufuhr die Schilddrüsenfunktion ebenfalls stören. Daher sollte die Einnahme von jodhaltigen Präparaten, wie etwa Blasentang, nur nach Rücksprache mit einem Arzt oder Heilpraktiker erfolgen und die Jodzufuhr über die Nahrung berücksichtigt werden. Die traditionelle chinesische Medizin (TCM) bietet ebenfalls Ansätze zur Behandlung der Hypothyreose mit pflanzlichen Mitteln. Hier werden häufig Kräutermischungen, sogenannte Dekokte, eingesetzt, die individuell auf den Patienten abgestimmt werden. Diese Mischungen zielen darauf ab, das energetische Gleichgewicht im Körper wiederherzustellen und die

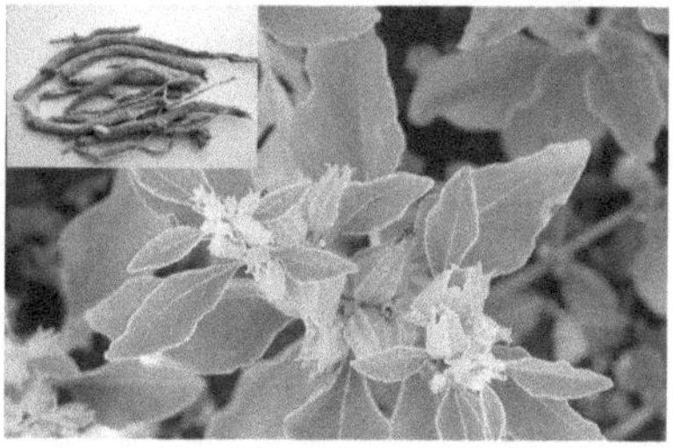

Ashwagandha [i23]

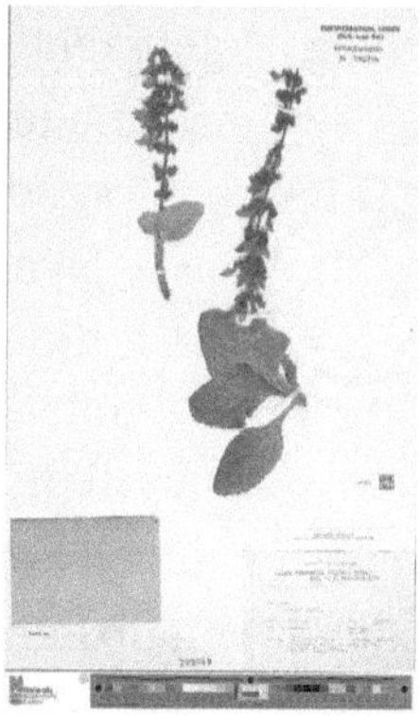

Coleus forskohlii [i24]

Selbstheilungskräfte zu aktivieren. In der TCM wird die Schilddrüsenunterfunktion oft mit einem Ungleichgewicht von Yin und Yang in Verbindung gebracht, insbesondere mit einem Mangel an Yang-Energie. [s48] Kräuter, die in der TCM zur Behandlung der Hypothyreose eingesetzt werden, können beispielsweise die Durchblutung der Schilddrüse fördern, die Produktion von Schilddrüsenhormonen anregen oder die Symptome der Hypothyreose lindern. Die Kombination von pflanzlichen Heilmitteln mit anderen Therapieformen, wie etwa Akupunktur, kann die Wirksamkeit der Behandlung zusätzlich steigern. Akupunktur kann helfen, Blockaden im Energiefluss zu lösen und die Selbstheilungskräfte des Körpers zu aktivieren. [s48] So können etwa bestimmte Akupunkturpunkte stimuliert werden, die traditionell mit der Schilddrüsenfunktion in Verbindung gebracht werden. Durch die Kombination von Kräutermedizin und Akupunktur kann ein synergistischer Effekt erzielt werden, der die Symptome der Hypothyreose effektiv lindert und die Schilddrüsenfunktion reguliert. Wichtig ist, dass pflanzliche Heilmittel nicht als Ersatz für eine ärztlich verordnete Therapie betrachtet werden sollten. Sie können jedoch eine sinnvolle Ergänzung darstellen. Vor der Anwendung pflanzlicher Präparate sollte immer ein Arzt oder Heilpraktiker konsultiert werden, um mögliche Wechselwirkungen mit anderen Medikamenten auszuschließen und die richtige Dosierung festzulegen. Eine Selbstmedikation kann gesundheitsschädlich sein. Bei der Auswahl von pflanzlichen Präparaten sollte auf Qualität und Reinheit geachtet werden. Es empfiehlt sich, Produkte von zertifizierten Herstellern zu verwenden. Beobachten Sie Ihren Körper genau und sprechen Sie mit Ihrem Arzt über etwaige Veränderungen oder Nebenwirkungen. Eine regelmäßige Kontrolle der Schilddrüsenwerte ist unerlässlich, um den Therapieverlauf zu überwachen und die Behandlung gegebenenfalls anzupassen. Eine ausgewogene Ernährung und regelmäßige Bewegung können die Wirkung der pflanzlichen Heilmittel zusätzlich unterstützen.

Gut zu wissen

Ashwagandha

Eine Pflanze, die in der ayurvedischen Medizin als Adaptogen verwendet wird und Stress reduzieren kann. Ashwagandha kann auch den TSH-Spiegel senken und die Schilddrüsenfunktion unterstützen, insbesondere bei subklinischer Hypothyreose.

Coleus forskohlii

Eine Pflanze, die in der ayurvedischen Medizin verwendet wird und die Schilddrüsenhormonproduktion fördern kann. Studien zeigen, dass Coleus forskohlii den TSH-Spiegel senken und die Umwandlung von T4 in T3 verbessern kann.

Hypothyreose

Eine Unterfunktion der Schilddrüse, die durch eine unzureichende Produktion von Schilddrüsenhormonen gekennzeichnet ist und zu verschiedenen Symptomen wie Müdigkeit, Gewichtszunahme und Kälteempfindlichkeit führen kann. Alternative Behandlungsmethoden können dazu beitragen, die Schilddrüsenfunktion zu unterstützen und die Symptome zu lindern.

Yin und Yang

Zwei gegensätzliche, aber sich ergänzende Kräfte in der TCM, die das Gleichgewicht im Körper repräsentieren. Ein Ungleichgewicht von Yin und Yang wird in der TCM als Ursache für Krankheiten angesehen, einschließlich Schilddrüsenunterfunktion.

Potenzielle Wirksamkeit pflanzlicher Heilmittel zur Unterstützung bei Schilddrüsenunterfunktion

Relative Wirksamkeit basierend auf präklinischen Studien

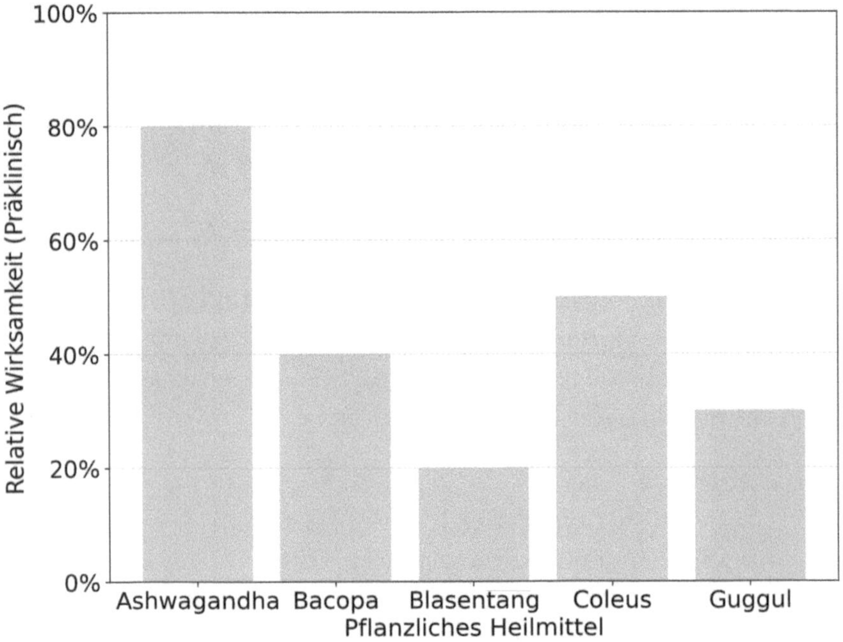

Ash: Ashwagandha

Bacopa: Bacopa Monnieri

Bladder: Blasentang

Cole: Coleus Forskohlii

Gug: Guggul

Während einige pflanzliche Heilmittel in präklinischen Studien vielversprechende Ergebnisse für die Unterstützung der Schilddrüsenfunktion zeigen, sind weitere Forschungen, insbesondere klinische Studien, erforderlich, um diese Wirkungen zu bestätigen und geeignete Dosierungen und Sicherheit beim Menschen zu bestimmen. Ashwagandha zeigt die überzeugendsten präklinischen Nachweise, während andere wie Coleus und Bacopa moderate Wirkungen zeigen. Es ist wichtig zu beachten, dass diese keine Ersatztherapien für die medizinische Standardbehandlung sind und mit medizinischem Fachpersonal besprochen werden sollten.

Entspannungstechniken

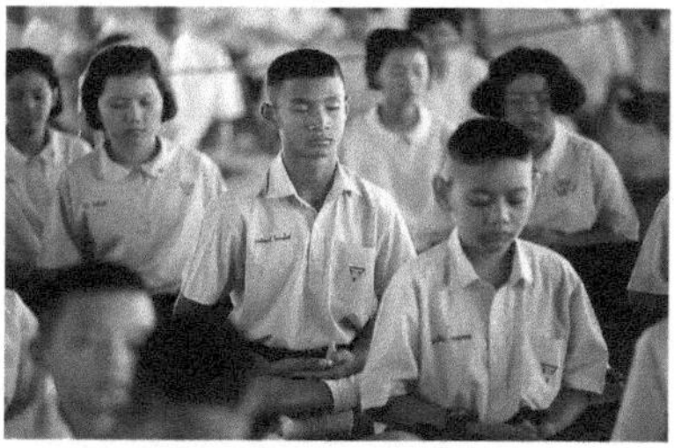

Achtsamkeit [i25]

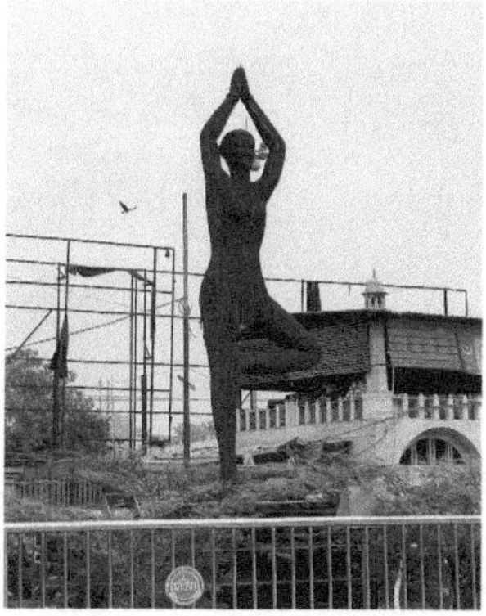

Asana [i26]

Entspannungstechniken bieten ergänzende Möglichkeiten im Umgang mit einer Schilddrüsenunterfunktion.

Chronischer Stress kann die Hormonproduktion beeinflussen und die Symptome einer hypothyreose, wie Müdigkeit und Antriebslosigkeit, verstärken. Daher können Methoden zur Stressreduktion das Wohlbefinden verbessern. Yoga vereint körperliche Aktivität mit Achtsamkeit und Entspannung und kann sich positiv auf verschiedene Gesundheitsparameter auswirken [s49]. So kann etwa das regelmäßige Praktizieren von Yoga-Übungen, die Körperhaltungen (Asanas), Atemtechniken (Pranayama) und Meditation umfassen, helfen, Schilddrüsenwerte wie TSH, T3 und T4 zu regulieren [s49]. Atemübungen, die auch unabhängig von Yoga praktiziert werden können, fördern die Sauerstoffversorgung des Körpers und können so zu mehr Energie und Ausgleich beitragen. Durch die Konzentration auf den Atem lenkt man die Aufmerksamkeit weg von stressauslösenden Gedanken und fördert die innere Ruhe. Auch Meditation, etwa in Form von Achtsamkeitsübungen, kann helfen, Stress zu reduzieren und die Symptome einer Schilddrüsenunterfunktion zu lindern [s49]. Indem man lernt, im gegenwärtigen Moment zu verweilen und Gedanken sowie Gefühle ohne Bewertung wahrzunehmen, kann man

Stressreaktionen reduzieren und das emotionale Gleichgewicht stärken. Yoga und Meditation können zudem Depressionen, Angstzustände und Schlafstörungen entgegenwirken, die häufig mit einer Hypothyreose einhergehen [s49]. Wichtig ist, bei bestehenden körperlichen Beschwerden die Übungen an die individuellen Bedürfnisse anzupassen und gegebenenfalls ärztlichen Rat einzuholen.

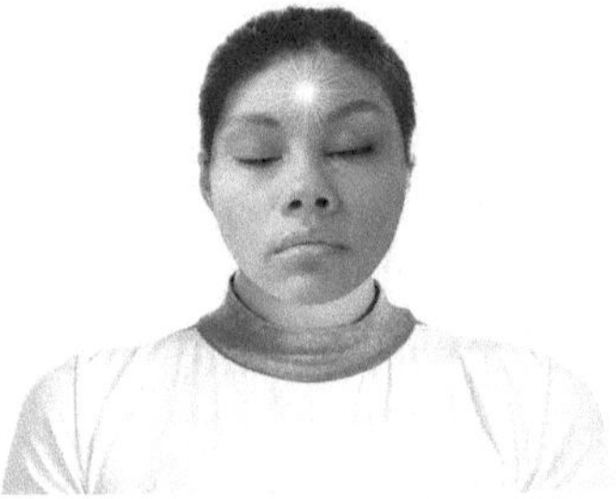

Meditation [i27]

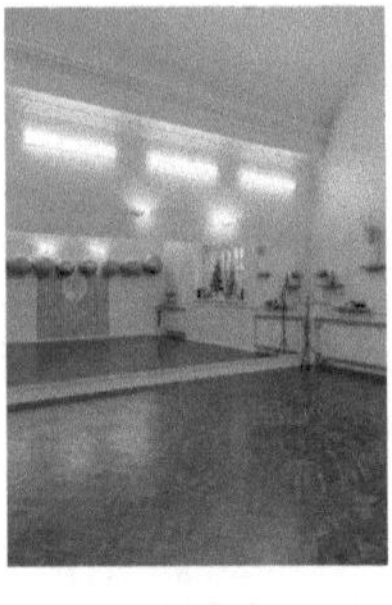

Yoga [i28]

Häufigkeit der Nutzung von Entspannungstechniken

Häufigkeit von Entspannungstechniken bei Schilddrüsenunterfunktion.

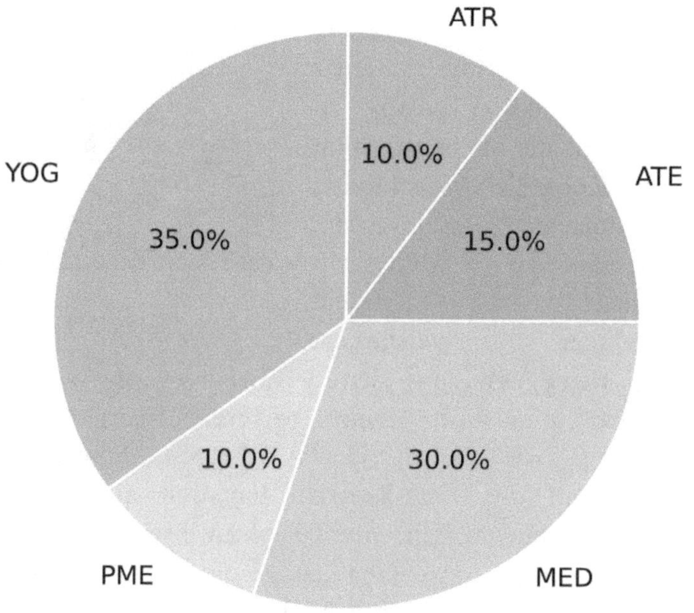

ATE: Atemübungen
ATR: Autogenes Training
MED: Meditation
PME: Progressive Muskelentspannung
YOG: Yoga

Die Daten zeigen Yoga und Meditation als die am häufigsten genutzten Entspannungstechniken, was möglicherweise auf ihre wahrgenommene Wirksamkeit und Zugänglichkeit bei der Bewältigung von Stress im Zusammenhang mit Schilddrüsenunterfunktion hinweist. Atemübungen spielen, wenn auch weniger häufig, immer noch eine bemerkenswerte Rolle. Autogenes Training und Progressive Muskelentspannung bieten, obwohl weniger verbreitet, alternative Ansätze für Menschen, die spezielle Entspannungsmethoden suchen. Diese Verteilung deutet auf eine Präferenz für Körper-Geist-Praktiken wie Yoga und Meditation zur Stressreduktion im Kontext der Schilddrüsenunterfunktion hin.

Bewegungstherapie

Bewegungstherapie bietet vielfältige Möglichkeiten, die Symptome einer Schilddrüsenunterfunktion positiv zu beeinflussen und die Lebensqualität zu steigern. Körperliche Inaktivität kann die bestehenden Beschwerden, wie beispielsweise Müdigkeit, Antriebslosigkeit und Gewichtszunahme, verstärken.

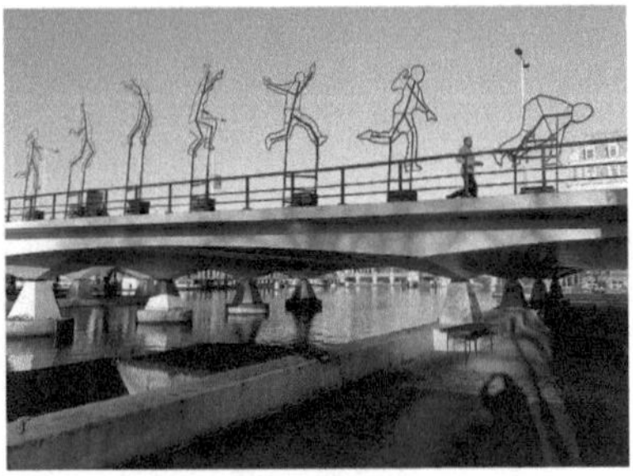

Joggen [i29]

Regelmäßige Bewegung regt den Stoffwechsel an, verbessert die Stimmung und trägt zu einem besseren Energiehaushalt bei. Ausdauertraining, wie flottes Gehen, Joggen, Schwimmen oder Radfahren, kurbelt die Herz-Kreislauf-Funktion an und kann die Gewichtskontrolle unterstützen. Wer beispielsweise dreimal pro Woche für 30 Minuten zügig spazieren geht, profitiert bereits von den positiven Effekten auf den Stoffwechsel und die Psyche. Krafttraining hilft, Muskelmasse aufzubauen, was wiederum den Grundumsatz erhöht und die Fettverbrennung fördert. Auch Yoga und Pilates können wertvolle Ergänzungen sein. Sie verbessern die Körperwahrnehmung, die Flexibilität und die Muskelkraft. Besonders Yoga kann durch die Kombination von körperlichen Übungen, Atemtechniken und Meditation zu innerer Ruhe und Stressreduktion beitragen. Entspannungstechniken wie progressive Muskelentspannung oder autogenes Training können zusätzlich helfen, Stress abzubauen und die Schlafqualität zu verbessern. Bei der Wahl der Sportart und der Intensität des Trainings ist es ratsam, die individuellen Bedürfnisse und den aktuellen Gesundheitszustand zu berücksichtigen. Ein langsamer Einstieg und eine stetige Steigerung der Belastung sind empfehlenswert. So kann mit kurzen Trainingseinheiten begonnen und die Dauer sowie die Intensität schrittweise erhöht werden, wie etwa beim Joggen, indem man zunächst kurze Gehpausen einlegt und diese mit zunehmender Fitness reduziert. Bei Unsicherheiten oder Vorerkrankungen ist es sinnvoll, ärztlichen Rat einzuholen, um ein auf die individuellen Bedürfnisse abgestimmtes Trainingsprogramm zu entwickeln. Bewegungstherapie kann nicht die medikamentöse Behandlung einer Schilddrüsenunterfunktion ersetzen, sie bietet aber eine wertvolle Ergänzung, um die Symptome zu lindern und das allgemeine Wohlbefinden zu verbessern. Ein aktiver Lebensstil trägt langfristig zu einer besseren körperlichen und psychischen Gesundheit bei.

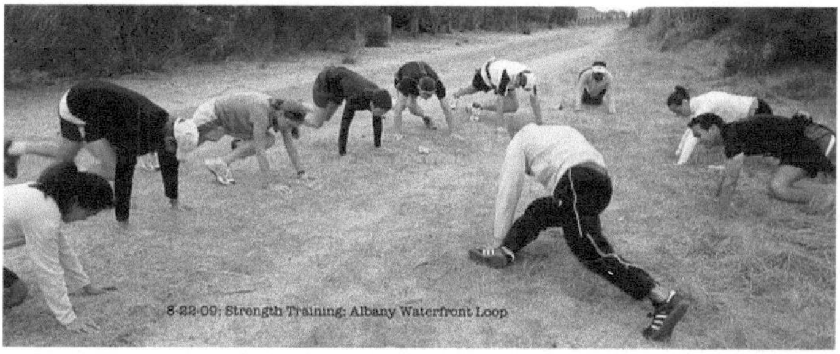

Krafttraining [i30]

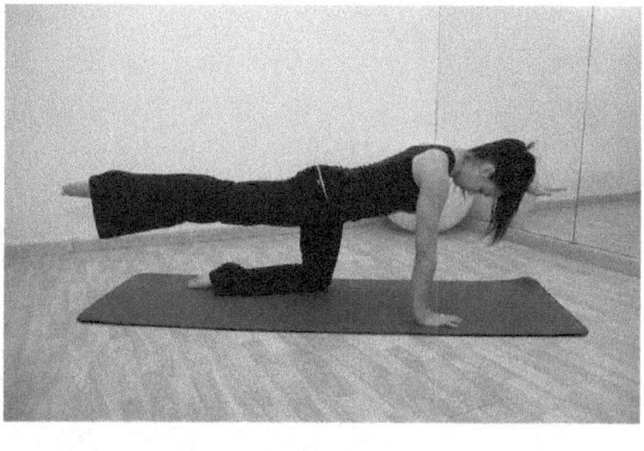

Pilates [i31]

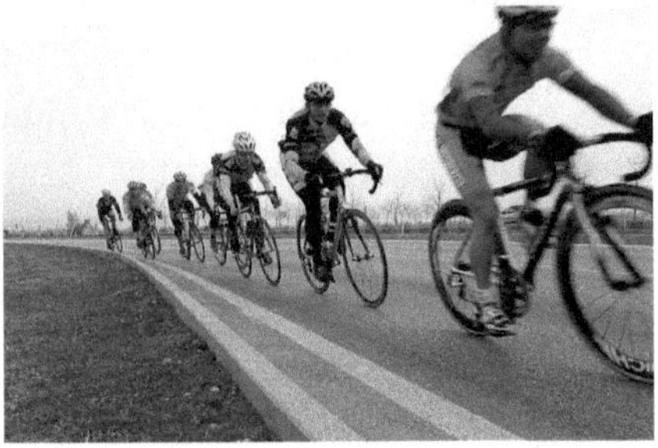

Radfahren [i32]

Gut zu wissen

Autogenes Training

Autogenes Training ist eine Entspannungstechnik, die auf Autosuggestion basiert und bei regelmäßiger Anwendung dazu beitragen kann, Stresssymptome zu lindern, die Schlafqualität zu verbessern und das allgemeine Wohlbefinden bei Schilddrüsenunterfunktion zu steigern.

Pilates

Pilates stärkt die Rumpfmuskulatur, verbessert die Körperhaltung und kann bei Schilddrüsenunterfunktion helfen, Rückenschmerzen zu lindern und die Beweglichkeit zu fördern.

Progressive Muskelentspannung

Die progressive Muskelentspannung hilft, durch gezieltes An- und Entspannen verschiedener Muskelgruppen, körperliche und psychische Anspannung abzubauen, was bei Schilddrüsenunterfunktion zu besserem Schlaf und mehr Energie führen kann.

Auswirkung der Bewegungsintensität auf Hypothyreose-Symptome

Zusammenhang zwischen Bewegungsintensität und Symptomverbesserung bei Hypothyreose.

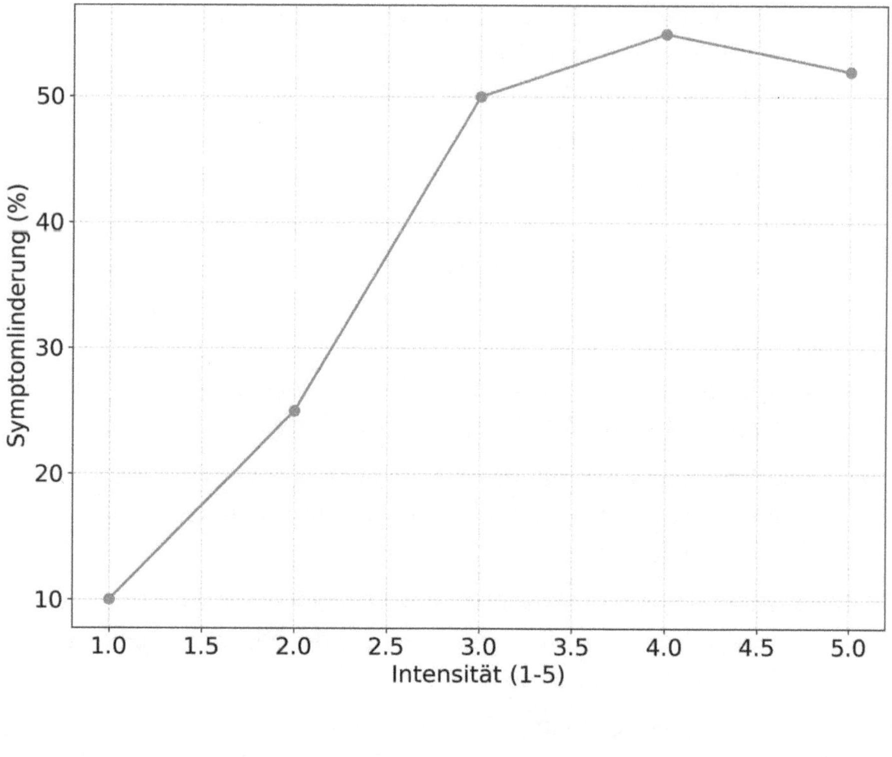

Die Daten deuten auf eine positive Korrelation zwischen Bewegungsintensität und Symptomreduktion hin. Moderate Intensität scheint signifikante Vorteile zu bieten, während sehr hohe Intensität möglicherweise keine weitere Verbesserung bringt und einige Symptome sogar verschlimmern könnte. Dies unterstreicht die Bedeutung, eine angemessene Bewegungsintensität für individuelle Bedürfnisse und Toleranzen zu finden.

Konkrete Ratschläge

- Erkunden Sie die Welt der Pflanzenheilkunde und informieren Sie sich über Heilpflanzen wie Frauenmantel oder Taigawurzel, die traditionell bei Schilddrüsenbeschwerden eingesetzt werden.
- Suchen Sie einen erfahrenen Heilpraktiker, der sich auf Phytotherapie spezialisiert hat und lassen Sie sich individuell zu passenden Kräutermischungen beraten.
- Entdecken Sie die Möglichkeiten der Homöopathie und erforschen Sie Mittel, die Ihre spezifischen Symptome einer Schilddrüsenunterfunktion adressieren.
- Lernen Sie die Grundlagen der Akupressur und stimulieren Sie gezielt Akupressurpunkte, die mit der Schilddrüse in Verbindung stehen.
- Informieren Sie sich über die Traditionelle Chinesische Medizin (TCM) und deren ganzheitlichen Ansatz zur Behandlung von Schilddrüsenunterfunktion.
- Erwägen Sie eine Shiatsu-Massage, um Blockaden im Energiefluss zu lösen und die Selbstheilungskräfte zu aktivieren.
- Experimentieren Sie mit ätherischen Ölen wie Myrrhe oder Zypresse, die beruhigend wirken und das hormonelle Gleichgewicht unterstützen können.
- Besuchen Sie einen Workshop zum Thema Klangschalentherapie und erfahren Sie, wie die Schwingungen der Klangschalen Ihre Schilddrüse harmonisieren können.
- Entdecken Sie die wohltuende Wirkung von Fußreflexzonenmassagen und lassen Sie die Reflexzonen Ihrer Schilddrüse gezielt behandeln.

Rückblick - 2. Schilddrüsenunterfunktion

Eine Schilddrüsenunterfunktion kann sich auf vielfältige Weise manifestieren, von subtilen Veränderungen der Haut und Haare bis hin zu tiefgreifenden Auswirkungen auf Ihre Stimmung und Ihren Stoffwechsel. Anstatt diese Symptome lediglich als isolierte Probleme zu betrachten, empfiehlt "Schilddrüsenunterfunktion anders behandeln: Die Schilddrüse natürlich heilen" einen ganzheitlichen Ansatz, der Ihre individuellen Bedürfnisse in den Mittelpunkt stellt. Dieser Ansatz erkennt den komplexen Zusammenhang zwischen körperlichen, psychischen und ernährungsbedingten Faktoren und ermutigt Sie, aktiv an Ihrer Genesung mitzuwirken. Die konventionelle Behandlung mit Schilddrüsenhormonen kann zwar notwendig sein, doch bietet das Buch ergänzende Strategien, um Ihre Lebensqualität nachhaltig zu verbessern und Ihre Schilddrüsengesundheit ganzheitlich zu unterstützen.

Ein wichtiger Schritt besteht darin, Ihre Ernährungsgewohnheiten zu überprüfen und anzupassen. Achten Sie auf eine ausreichende Zufuhr von Jod und Selen, zwei essentiellen Nährstoffen für die Schilddrüsenhormonproduktion. Integrieren Sie jodreiche Lebensmittel wie Fisch, Meeresfrüchte und Milchprodukte in Ihren Speiseplan oder verwenden Sie jodiertes Speisesalz. Selen finden Sie beispielsweise in Nüssen, Vollkornprodukten und Hülsenfrüchten. Beachten Sie jedoch, dass sowohl ein Mangel als auch ein Überschuss dieser Spurenelemente problematisch sein können. Daher ist eine individuelle Dosierung, idealerweise in Absprache mit einem Arzt oder Heilpraktiker, ratsam. Darüber hinaus können Sie durch eine entzündungshemmende Ernährung mit viel frischem Obst, Gemüse und gesunden Fetten Ihren Körper zusätzlich unterstützen. Denken Sie auch an die Bedeutung von Ballaststoffen und Omega-3-Fettsäuren. Experimentieren Sie mit verschiedenen Lebensmitteln und beobachten Sie, wie Ihr Körper darauf reagiert.

Neben der Ernährung spielen Entspannungstechniken eine wichtige Rolle im Umgang mit den psychischen Belastungen, die häufig mit einer Schilddrüsenunterfunktion einhergehen. Chronischer Stress kann die Hormonproduktion negativ beeinflussen und Symptome wie Müdigkeit, Antriebslosigkeit und depressive Verstimmungen verstärken. Finden Sie eine Entspannungstechnik, die zu Ihnen passt, sei es Yoga, Meditation, Atemübungen oder progressive Muskelentspannung. Integrieren Sie diese Praxis regelmäßig in Ihren Alltag, um Stress abzubauen, Ihre innere Ruhe zu finden und Ihre Widerstandsfähigkeit zu stärken. Auch moderate Bewegung kann Ihnen helfen, Ihren Stoffwechsel anzukurbeln, Ihre Stimmung zu verbessern und Ihr Energielevel zu steigern. Wählen Sie eine Aktivität, die Ihnen Freude bereitet und beginnen Sie langsam, um Ihren Körper nicht zu überfordern.

Die Umsetzung dieser Empfehlungen kann anfangs herausfordernd sein. Integrieren Sie die Veränderungen schrittweise in Ihren Alltag und seien Sie geduldig mit sich selbst. Dokumentieren Sie Ihre Fortschritte und Herausforderungen in einem Tagebuch, um Ihre individuellen Bedürfnisse besser zu verstehen und Ihre Strategien anzupassen. Scheuen Sie sich nicht, Unterstützung von Fachleuten wie Ärzten, Heilpraktikern oder Ernährungsberatern in Anspruch zu nehmen. Mit einem ganzheitlichen Ansatz, der Ernährung, Entspannung und Bewegung berücksichtigt, können Sie Ihre Schilddrüsengesundheit aktiv beeinflussen und Ihre Lebensqualität nachhaltig verbessern. Sie halten den Schlüssel zu Ihrer Genesung in Ihren Händen. Nehmen Sie die Herausforderung an und entdecken Sie Ihr persönliches Wohlbefinden!

3. Schilddrüsenüberfunktion

Kennen Sie das Gefühl, als würde Ihr Körper ständig auf Hochtouren laufen? Eine Schilddrüsenüberfunktion kann den gesamten Stoffwechsel aus dem Gleichgewicht bringen und zu vielfältigen Beschwerden führen. Die moderne Schulmedizin setzt dabei meist auf synthetische Medikamente, doch die Natur hält wirksame Alternativen bereit. Während die klassische Behandlung vor allem die Symptome bekämpft, ermöglichen ganzheitliche Therapieansätze eine Heilung an der Wurzel. In diesem Kapitel entdecken Sie, wie sich die übereifrige Schilddrüse durch natürliche Methoden wieder in Balance bringen lässt.

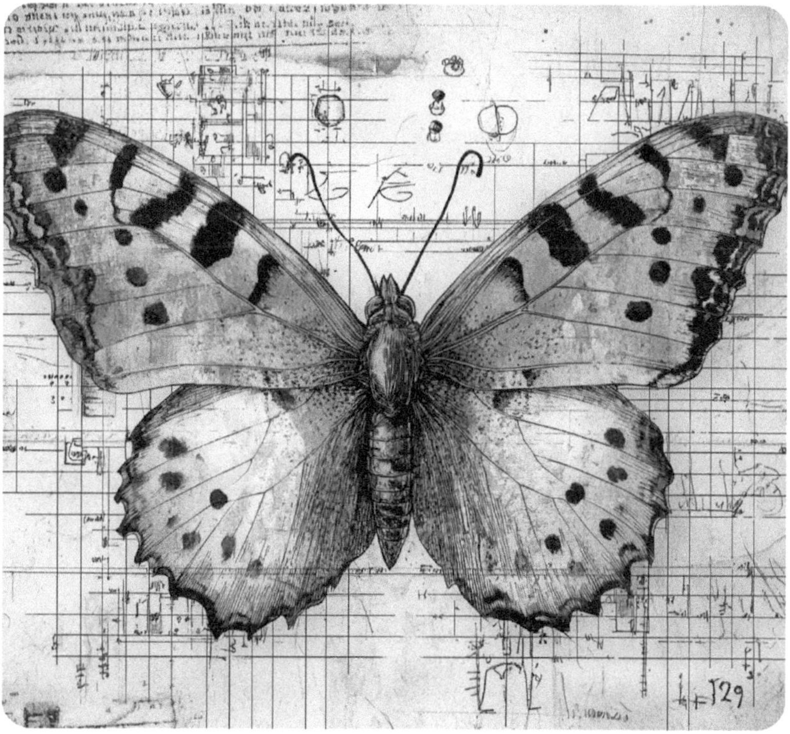

3. 1 Krankheitsbild

Organische Veränderungen der Schilddrüse, wie durch Medikamente ausgelöst, können zu einer Schilddrüsenüberfunktion führen. Diese beeinträchtigt den Stoffwechsel und verursacht vielfältige Begleitsymptome, die das Wohlbefinden erheblich mindern. Die Auswirkungen reichen von Herz-Kreislauf-Problemen bis hin zu psychischen Beschwerden. Verstehen Sie die komplexen Zusammenhänge und gewinnen Sie Klarheit über die Herausforderungen einer Schilddrüsenüberfunktion.

Die Jodversorgung spielt eine entscheidende Rolle bei der Schilddrüsenfunktion und kann die Entstehung von Schilddrüsenerkrankungen, insbesondere durch Medikamente wie Amiodaron, beeinflussen.

Organische Veränderungen

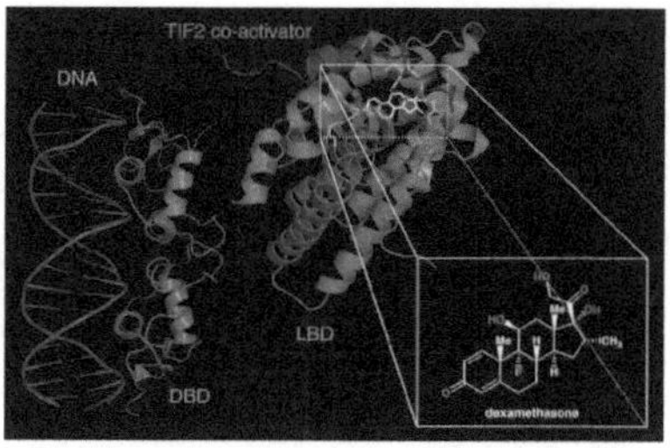

Kortikosteroide [i34]

Organische Veränderungen der Schilddrüse können vielfältige Ursachen haben und die Schilddrüsenfunktion beeinflussen. Medikamente, wie beispielsweise Amiodaron, ein Antiarrhythmikum zur Behandlung von Herzrhythmusstörungen, können sowohl eine Unterfunktion (Hypothyreose) als auch eine Überfunktion (Thyreotoxikose) der Schilddrüse auslösen. [s50] Amiodaron enthält Jod, welches die Schilddrüsenhormonproduktion beeinflusst. In jodarmen Regionen tritt die amiodaroninduzierte Thyreotoxikose (AIT) häufiger auf, während in jodreichen Gebieten die amiodaroninduzierte Hypothyreose (AIH) überwiegt. [s50] Diese geografische Verteilung verdeutlicht den Einfluss der Jodversorgung auf die Schilddrüsenfunktion und die Entstehung von Schilddrüsenerkrankungen durch Amiodaron. Die AIT wird in zwei Typen unterteilt. Typ 1 betrifft Patienten mit vorbestehenden Schilddrüsenerkrankungen, während Typ 2 bei Patienten mit zuvor gesunder Schilddrüse durch eine entzündliche Zerstörung des Schilddrüsengewebes entsteht. [s50] Die Diagnose der AIT gestaltet sich komplexer als die der AIH, da die Symptome oft unspezifisch sind und verschiedene diagnostische Verfahren notwendig sind, um zwischen den beiden Typen zu unterscheiden. [s50] So können beispielsweise Blutuntersuchungen der Schilddrüsenhormone (TSH, fT3, fT4) und Ultraschalluntersuchungen der Schilddrüse wichtige diagnostische Hinweise liefern. Eine regelmäßige Überwachung der Schilddrüsenfunktion bei Patienten unter Amiodaron-Therapie ist daher unerlässlich, um Veränderungen frühzeitig zu erkennen und entsprechend zu behandeln. Dies kann durch regelmäßige

Blutuntersuchungen und ärztliche Kontrolltermine gewährleistet werden. Die Therapie der AIT richtet sich nach dem jeweiligen Typ und kann Medikamente zur Hemmung der Schilddrüsenhormonproduktion oder im Falle einer schweren Entzündung auch Kortikosteroide umfassen. Bei der AIH kann eine Schilddrüsenhormonersatztherapie erforderlich sein. Die genaue Dosierung richtet sich nach den individuellen Blutwerten und dem klinischen Bild des Patienten.

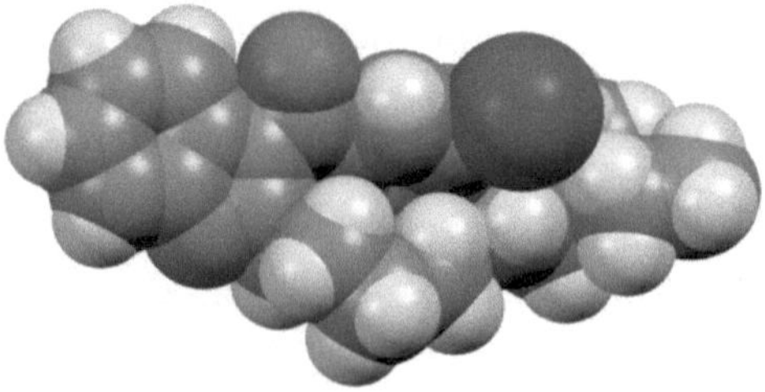

Amiodaron [i33]

Antiarrhythmikum

Ein Medikament, das zur Behandlung von Herzrhythmusstörungen eingesetzt wird. Amiodaron ist ein Beispiel für ein Antiarrhythmikum, das die Schilddrüsenfunktion beeinflussen kann. Dieses Buch befasst sich mit alternativen Ansätzen zur Behandlung von Schilddrüsenfunktionsstörungen, die durch solche Medikamente verursacht werden.

Kortikosteroide

Entzündungshemmende Medikamente, die bei der Behandlung von Schilddrüsenerkrankungen wie der Amiodaron induzierten Thyreotoxikose Typ 2 eingesetzt werden können. Dieses Buch untersucht, wie Kortikosteroide im Rahmen eines ganzheitlichen Behandlungsplans für Schilddrüsenprobleme eingesetzt werden können.

Organveränderungen bei Hypothyreose

Schweregrad und Häufigkeit von Organveränderungen in Bezug auf Schilddrüsenhormonwerte.

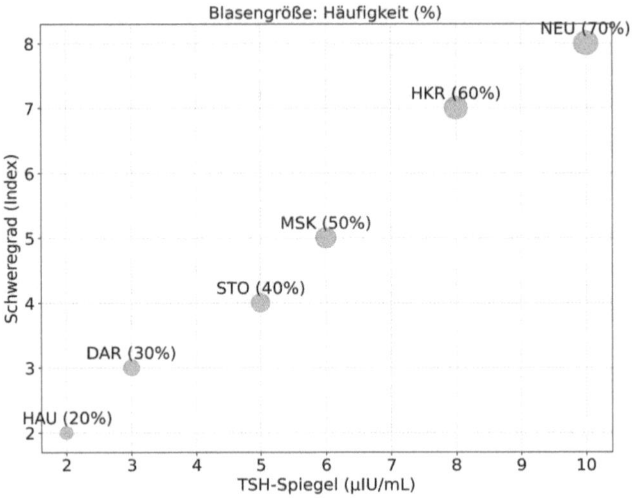

Blasengröße: Häufigkeit (%)

DAR: Magen-Darm	HAU: Haut
HKR: Herz-Kreislauf	MSK: Muskuloskeletal
NEU: Neurologisch	STO: Stoffwechsel

Die Grafik zeigt eine Korrelation zwischen niedrigeren Schilddrüsenhormonwerten (TSH) und erhöhter Prävalenz und Schwere organspezifischer Veränderungen. Insbesondere kardiovaskuläre und metabolische Veränderungen scheinen bei höheren TSH-Werten häufiger und schwerwiegender aufzutreten, während Veränderungen im Zusammenhang mit Darm und Haut weniger von TSH-Werten beeinflusst werden, aber dennoch deutlich vorhanden sind. Dies deutet darauf hin, dass eine effektive Behandlung der Hypothyreose den Schweregrad und die Häufigkeit dieser organbezogenen Komplikationen mindern könnte.

Stoffwechselentgleisungen

Eine Schilddrüsenunterfunktion kann weitreichende Auswirkungen auf den Stoffwechsel haben und zu verschiedenen Stoffwechselentgleisungen führen. Diese zeichnen sich durch ein komplexes Zusammenspiel verschiedener metabolischer Parameter aus. So können sich beispielsweise erhöhte Blutfettwerte (Triglyceride) und ein erniedrigter HDL-Cholesterinspiegel einstellen [s51]. Zusätzlich können ein erhöhter Taillenumfang, der auf abdominale Fettleibigkeit hinweist, sowie Bluthochdruck und erhöhte Blutzuckerwerte (Hyperglykämie) auftreten [s51]. Diese Kombination von Faktoren wird häufig als metabolisches Syndrom bezeichnet und erhöht das Risiko für Herz-Kreislauf-Erkrankungen und Typ-2-Diabetes. Der Zusammenhang zwischen Schilddrüsenunterfunktion und metabolischem Syndrom ist in Studien gut dokumentiert [s52]. So zeigte eine Untersuchung, dass bei einem erheblichen Anteil der Patienten mit metabolischem Syndrom auch eine Schilddrüsenfunktionsstörung vorliegt, wobei die subklinische Hypothyreose einen großen Teil dieser Fälle ausmacht [s52]. Insbesondere eine Korrelation zwischen Schilddrüsenfunktionsstörungen und Parametern wie Taillenumfang und HDL-Cholesterin konnte beobachtet werden [s52]. Daher ist es bei einer bestehenden Schilddrüsenunterfunktion ratsam, die relevanten Stoffwechselparameter regelmäßig ärztlich kontrollieren zu lassen, um frühzeitig gegensteuern zu können. Eine individuell abgestimmte Therapie der Schilddrüsenunterfunktion kann dazu beitragen, diese Stoffwechselentgleisungen zu korrigieren und das Risiko für Folgeerkrankungen zu minimieren. Eine Ernährungsumstellung mit reduzierter Kalorienzufuhr und regelmäßige körperliche Aktivität können ebenfalls positive Effekte auf die Stoffwechsellage haben.

Gut zu wissen

Abdominale Fettleibigkeit

Die Ansammlung von Fettgewebe im Bauchbereich, die mit einem erhöhten Risiko für verschiedene Gesundheitsprobleme verbunden ist.

HDL-Cholesterin

Das sogenannte "gute" Cholesterin. Es hilft, überschüssiges Cholesterin aus den Arterien zu entfernen und schützt so vor Herzerkrankungen. Ein niedriger HDL-Wert erhöht das Risiko.

Korrelation

Ein statistischer Zusammenhang zwischen zwei oder mehr Variablen. Eine Korrelation bedeutet nicht unbedingt, dass eine Variable die andere verursacht.

Stoffwechselentgleisungen

Bei einer Schilddrüsenunterfunktion arbeitet der Stoffwechsel langsamer, was zu verschiedenen Problemen wie Gewichtszunahme, Müdigkeit und Verdauungsstörungen führen kann. Ein genau abgestimmter Behandlungsplan kann helfen, diese Probleme zu beheben.

Subklinische Hypothyreose

Eine milde Form der Schilddrüsenunterfunktion, bei der die Schilddrüsenwerte leicht verändert sind, aber noch keine deutlichen Symptome auftreten.

Triglyceride

Eine Art von Fett im Blut. Hohe Triglyceridwerte können das Risiko für Herzerkrankungen erhöhen.

Stoffwechselparameter im Zeitverlauf

Simulierter Verlauf wichtiger Stoffwechselparameter während der Behandlung einer Hypothyreose.

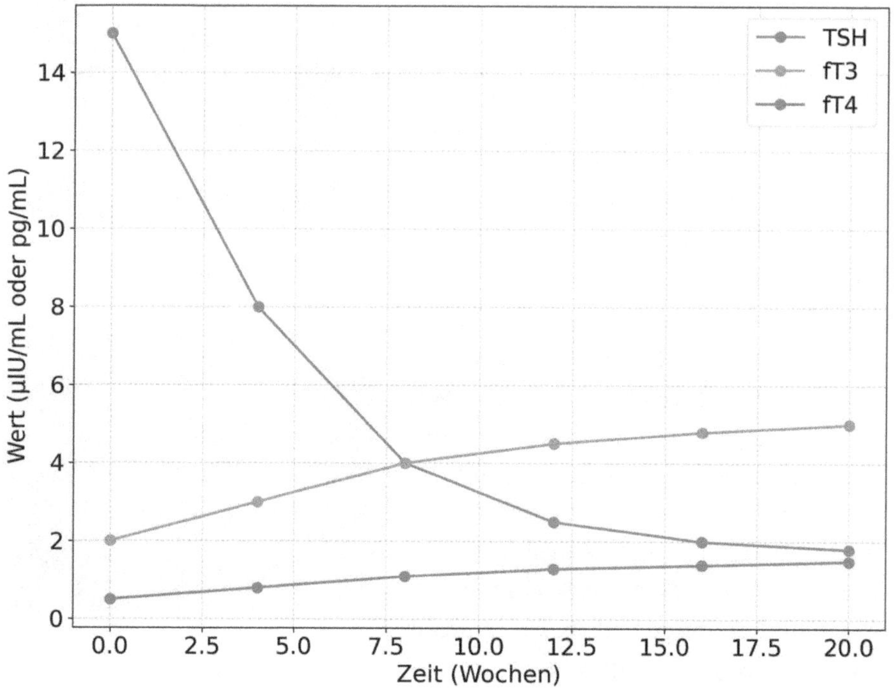

Der Graph zeigt die erwartete Verbesserung der Stoffwechselfunktion im Zeitverlauf unter effektiver Behandlung. Die TSH-Werte sinken, während die fT3- und fT4-Werte ansteigen und sich schließlich im Normalbereich stabilisieren. Dies deutet auf ein positives Ansprechen auf die Therapie und eine allmähliche Wiederherstellung des Schilddrüsenhormongleichgewichts hin. Die anfänglichen schnellen Veränderungen werden von einer langsameren, stetigen Verbesserung gefolgt, was auf die Anpassung des Körpers an die Behandlung hinweist.

Begleitsymptome

Eine Schilddrüsenunterfunktion äußert sich nicht nur in den typischen Symptomen wie Müdigkeit, Gewichtszunahme und Kälteempfindlichkeit. Vielmehr kann ein breites Spektrum an Begleiterscheinungen auftreten, die das Wohlbefinden zusätzlich beeinträchtigen und die Diagnosestellung erschweren können. Diese zusätzlichen Beschwerden können vielfältig sein und verschiedene Organsysteme betreffen. So können beispielsweise Schmerzen im Brustbeinbereich und in den Armen in Verbindung mit Kribbeln auftreten. [s53] Auch psychische Symptome, wie depressive Verstimmungen und Angstzustände, sind häufige Begleiterscheinungen. [s54] Studien zeigen, dass die Anzahl der Begleitsymptome bei Schilddrüsenunterfunktion im Vergleich zu gesunden Personen deutlich erhöht ist. [s54] Interessanterweise besteht ein enger Zusammenhang zwischen diesen psychischen Begleiterscheinungen und dem Ausmaß der Belastung durch die körperlichen Symptome. [s54] Eine Schilddrüsenunterfunktion kann das gesamte Befinden stark beeinflussen und das nicht nur durch die bekannten Leitsymptome. Die individuellen Begleiterscheinungen variieren von Patient zu Patient und können von Verdauungsbeschwerden über Haarausfall bis hin zu

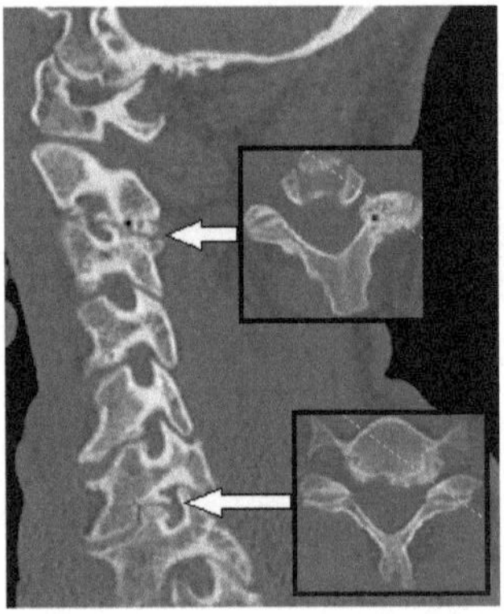

Kribbeln [i35]

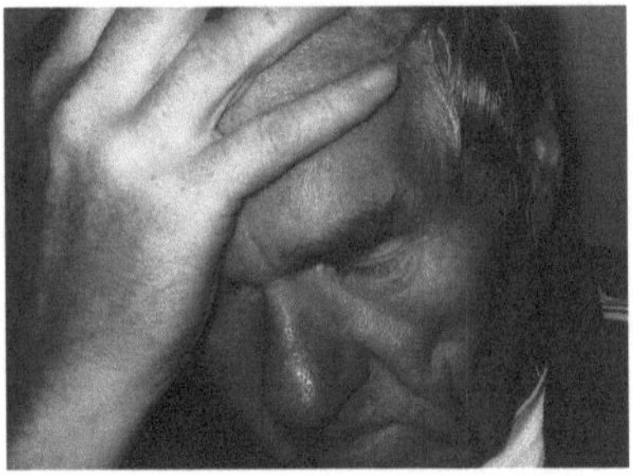

Müdigkeit [i36]

Stimmungsschwankungen reichen. Achten Sie daher auf Veränderungen Ihres Körpers und Ihrer Psyche und sprechen Sie mit Ihrem Arzt über alle Symptome, die Sie wahrnehmen – auch solche, die Ihnen zunächst unbedeutend erscheinen. Eine umfassende Anamnese und Diagnostik sind entscheidend, um die Schilddrüsenunterfunktion und ihre Begleiterscheinungen adäquat zu behandeln und Ihre Lebensqualität zu verbessern. Wie bei Clusterkopfschmerzen, können auch bei einer Schilddrüsenunterfunktion zusätzliche Symptome auftreten, die an eine Migräne erinnern. Dazu gehören beispielsweise eine Verstärkung der Beschwerden durch körperliche Anstrengung oder vermehrtes Schwitzen im Gesicht. [s55] Diese Beobachtung unterstreicht die Komplexität der Krankheitsbilder und die Bedeutung einer differenzierten Diagnostik. Die Behandlung sollte stets auf die individuellen Bedürfnisse des Patienten abgestimmt sein und sowohl die Schilddrüsenunterfunktion selbst als auch die spezifischen Begleitsymptome berücksichtigen.

Gut zu wissen

Anamnese

Die systematische Erfassung der Krankengeschichte eines Patienten durch gezichte Befragung, die für die Diagnosefindung und Therapieplanung wichtig ist. Bei einer Schilddrüsenunterfunktion umfasst sie die Erhebung von Symptomen, Vorerkrankungen, familiärer Belastung und Lebensgewohnheiten.

Begleitsymptome

Zusätzliche Beschwerden, die neben den typischen Anzeichen einer Schilddrüsenunterfunktion auftreten können, wie z. B. Verdauungsprobleme, Gelenkschmerzen oder Konzentrationsschwierigkeiten. Diese Begleitsymptome können die Lebensqualität erheblich beeinträchtigen und die Diagnose erschweren.

Clusterkopfschmerzen

Attackenartig auftretende, extrem starke Kopfschmerzen, die typischerweise einseitig im Bereich der Augenhöhle oder der Schläfe lokalisiert sind und von Begleitsymptomen wie gerötetem Auge, Tränenfluss oder verstopfter Nase begleitet sein können. Ihr Auftreten kann durch bestimmte Trigger wie Alkohol oder Stress ausgelöst werden.

Häufigkeit von Begleitsymptomen

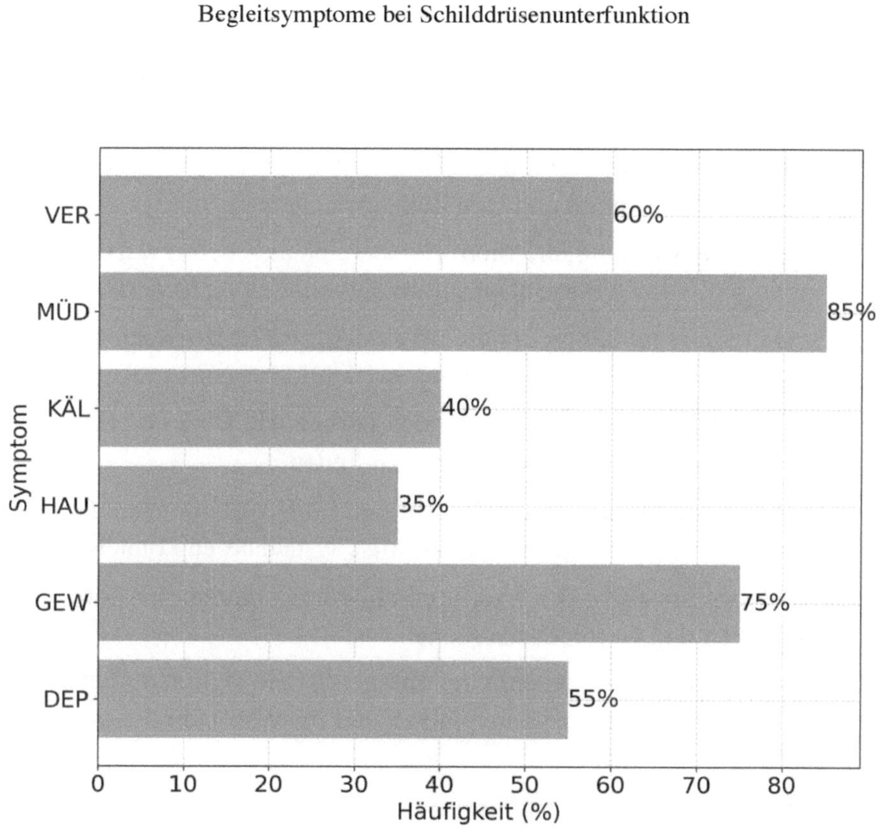

DEP: Depressionen

GEW: Gewichtszunahme

HAU: Trockene Haut

KÄL: Kälteempfindlichkeit

MÜD: Müdigkeit

VER: Verstopfung

Müdigkeit und Gewichtszunahme treten am häufigsten auf, gefolgt von Verstopfung und Depressionen. Kälteempfindlichkeit und trockene Haut sind weniger häufig, aber dennoch relevant. Diese Verteilung unterstreicht die Notwendigkeit einer ganzheitlichen Behandlung der Schilddrüsenunterfunktion, die über die reine Hormonersatztherapie hinausgeht.

Konkrete Ratschläge

- Verknüpfen Sie bewusst Ihre Atmung mit der Vorstellung, die Schilddrüse mit Energie zu versorgen.
- Spüren Sie mehrmals täglich in Ihren Halsbereich hinein und nehmen Sie die Schilddrüse bewusst wahr.
- Stellen Sie sich vor, wie Ihre Schilddrüsenhormone den gesamten Körper durchströmen und jede Zelle erreichen.
- Tragen Sie Kleidung, die Ihren Halsbereich angenehm wärmt, um ein Gefühl von Geborgenheit und Wohlbefinden zu fördern.
- Singen Sie regelmäßig, um die Muskulatur im Halsbereich zu entspannen und die Durchblutung der Schilddrüse anzuregen.
- Umgeben Sie sich mit beruhigenden Farben wie Blau und Grün, um innere Ruhe und Ausgeglichenheit zu finden.
- Schaffen Sie sich einen Ort der Stille in Ihrer Wohnung, an dem Sie sich zurückziehen und Ihre Schilddrüse visualisieren können.
- Schreiben Sie einen Brief an Ihre Schilddrüse, in dem Sie Ihre Gedanken und Gefühle ausdrücken.
- Entwickeln Sie ein persönliches Ritual, das Sie täglich durchführen, um Ihre Schilddrüse zu unterstützen und Ihr Wohlbefinden zu stärken.
- Visualisieren Sie, wie sich Ihre Schilddrüse bei jeder Mahlzeit mit wertvollen Nährstoffen füllt und optimal funktioniert.
- Lachen Sie herzhaft und ausgiebig, um Stress abzubauen und Ihre Schilddrüse positiv zu beeinflussen.
- Tanzen Sie zu Ihrer Lieblingsmusik, um Ihren Körper und Ihre Schilddrüse in Schwung zu bringen.

3. 2 Ernährungskonzepte

Bei einer Schilddrüsenunterfunktion verändert sich der Stoffwechsel und beeinflusst den Energiebedarf, die Mineralstoffversorgung und den Vitaminhaushalt. Dies kann zu Gewichtszunahme, Energielosigkeit und weiteren Beschwerden führen. Eine angepasste Ernährung spielt eine entscheidende Rolle, um diese Herausforderungen zu bewältigen und das Wohlbefinden zu steigern. Mikronährstoffmängel können die Schilddrüsenfunktion zusätzlich beeinträchtigen. Die richtigen Nährstoffe in der richtigen Menge sind essenziell für die Hormonproduktion und -regulation. Eine ausgewogene Ernährung mit Berücksichtigung individueller Unverträglichkeiten bildet die Grundlage für eine gesunde Schilddrüse. Entdecken Sie in diesem Kapitel, wie Sie Ihre Ernährung optimieren und Ihre Schilddrüsengesundheit natürlich unterstützen können.

> *Bei Schilddrüsenfunktionsstörungen ist eine individuell angepasste Ernährung, die den veränderten Energiebedarf und Mikronährstoffbedarf (insbesondere Jod, Selen, Zink, Eisen und B-Vitamine) berücksichtigt, essentiell für die Unterstützung der Schilddrüsengesundheit und des allgemeinen Wohlbefindens.*

Energiebedarf

Bei einer Schilddrüsenunterfunktion verlangsamt sich der Stoffwechsel, was den Energiebedarf beeinflusst. Der Körper benötigt weniger Energie, um seine Grundfunktionen aufrechtzuerhalten. Dies kann zu einer Gewichtszunahme führen, selbst wenn die Kalorienzufuhr gleich bleibt oder sogar reduziert wird [s56]. Eine angepasste Ernährung kann dazu beitragen, dieses Problem zu vermeiden. Ein wichtiger Aspekt ist die ausreichende Versorgung mit Mikronährstoffen. Unter anderem Jod, Selen, Eisen und Zink sind für die Synthese und Regulation der Schilddrüsenhormone notwendig [s57]. Ein Mangel dieser Nährstoffe kann die Schilddrüsenfunktion zusätzlich beeinträchtigen und den Energiebedarf weiter senken. Daher ist eine ausgewogene Ernährung mit viel Obst, Gemüse, Vollkornprodukten und magerem Eiweiß wichtig, um die Versorgung mit diesen Mikronährstoffen sicherzustellen. Zusätzlich kann die Berücksichtigung individueller Unverträglichkeiten, wie beispielsweise Gluten oder laktose, positive Auswirkungen auf die Schilddrüsenfunktion und somit auch auf den Energiehaushalt haben [s56]. Eine energiereduzierte Diät, die den individuellen Bedarf deckt und gleichzeitig eine ausreichende Nährstoffzufuhr gewährleistet, kann zu einer Verbesserung des Körpergewichts und der Schilddrüsenparameter führen [s56]. Durch die Kombination einer angepassten Ernährung mit regelmäßiger Bewegung lässt sich der Energiebedarf steigern und der Stoffwechsel anregen. Dies kann dazu beitragen, Gewichtszunahme zu vermeiden und das allgemeine Wohlbefinden zu verbessern. Wichtig ist, die Ernährungsumstellung nicht als kurzfristige Maßnahme, sondern als langfristige Anpassung des Lebensstils zu betrachten. Der individuelle Energiebedarf kann durch verschiedene Faktoren beeinflusst werden und sollte daher idealerweise mit einem Arzt oder Ernährungsberater besprochen werden. So kann ein individueller Ernährungsplan erstellt werden, der den persönlichen Bedürfnissen und der Schilddrüsengesundheit gerecht wird.

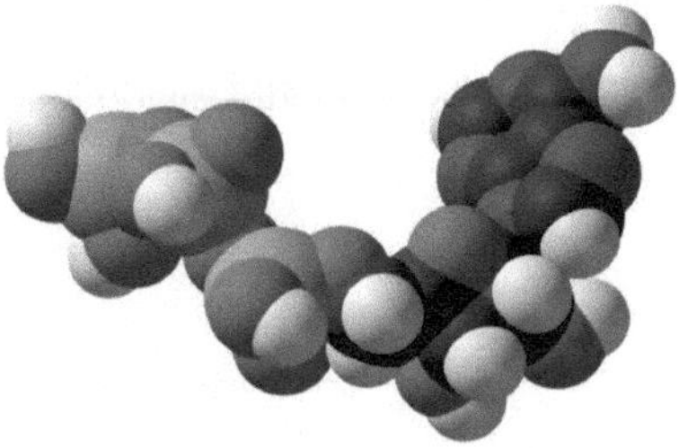

Stoffwechsel [i37]

Geschätzter täglicher Kalorienbedarf basierend auf Aktivitätsniveau

Der Kalorienbedarf kann bei Schilddrüsenerkrankungen variieren.

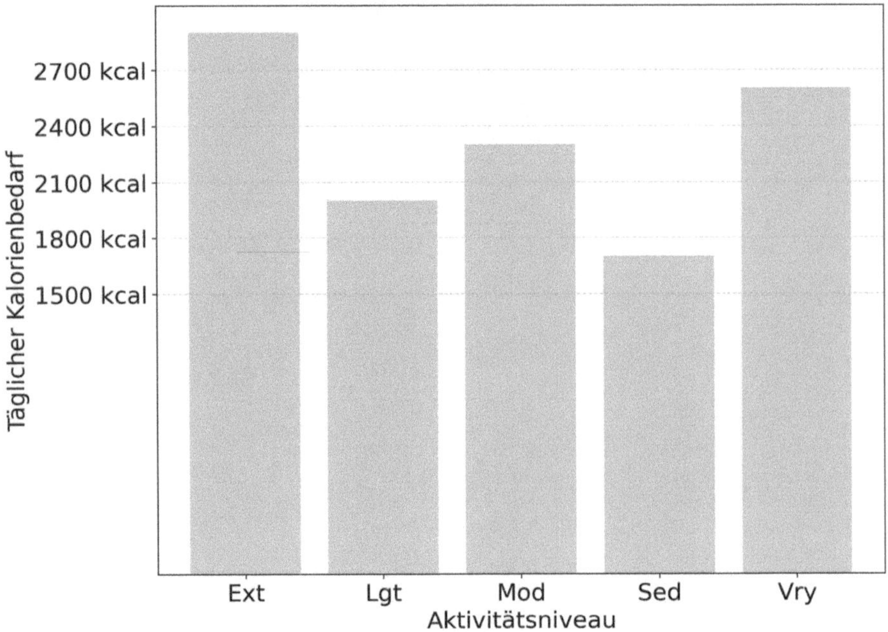

Ext: Extra Aktiv

Lgt: Leicht Aktiv

Mod: Mäßig Aktiv

Sed: Sitzend

Vry: Sehr Aktiv

Menschen mit weniger aktivem Lebensstil benötigen in der Regel weniger Kalorien. Personen mit anstrengenderen Aktivitäten haben einen höheren Energiebedarf. Es ist wichtig, einen Arzt zu konsultieren, um den individuellen Kalorienbedarf zu bestimmen, besonders bei der Behandlung einer Schilddrüsenerkrankung, da diese den Stoffwechsel und die Energieniveaus beeinflussen können.

Mineralstoffversorgung

Eine optimale Mineralstoffversorgung ist für die Schilddrüsenfunktion unabdingbar, da sie zahlreiche Prozesse im Körper beeinflusst, die direkt oder indirekt mit der Hormonproduktion und -wirkung zusammenhängen. Neben jod und selen, die maßgeblich an der Schilddrüsenhormonproduktion beteiligt sind, spielen auch andere Mineralstoffe eine Rolle. So beeinflusst Zink beispielsweise die Umwandlung von T4 in das aktive Hormon T3. Eisen ist für den Sauerstofftransport und die Energieproduktion in den Zellen wichtig, was wiederum die Schilddrüsenfunktion beeinflusst. Ein Eisenmangel kann die Schilddrüsenhormonproduktion beeinträchtigen und somit zu einer Verschlechterung der Symptome einer Unterfunktion führen [s58]. Ein ausgeglichener Mineralstoffhaushalt wirkt sich positiv auf verschiedene Körperfunktionen aus, von der Zellfunktion bis zur Hormonregulation. Mineralstoffe wie Magnesium, Kupfer und Mangan sind ebenfalls an enzymatischen Prozessen beteiligt, die für eine gesunde Schilddrüsenfunktion wichtig sind. Obwohl eine abwechslungsreiche Ernährung in der Regel ausreichend Mineralstoffe liefert, können Mängel, insbesondere bei bestehenden Schilddrüsenproblemen, auftreten [s59]. Eine gezielte Blutanalyse kann helfen, etwaige Defizite

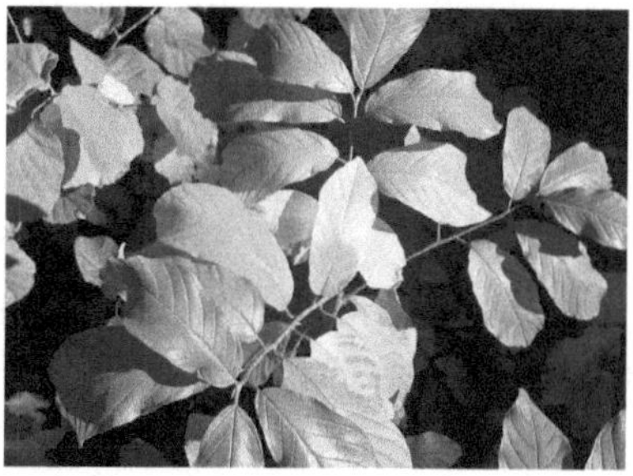

Magnesium [i38]

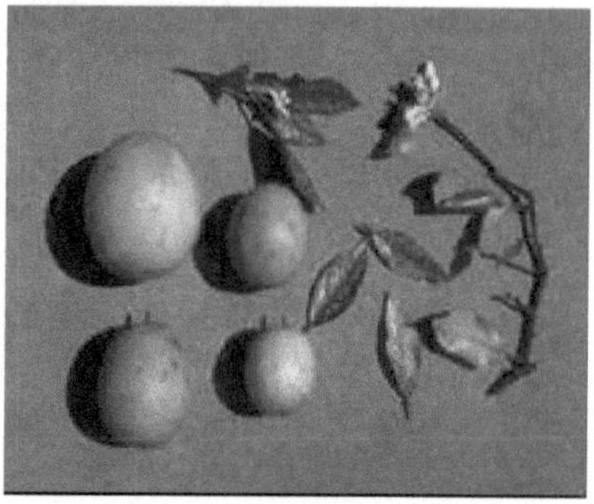

Zink [i39]

aufzudecken und entsprechende Maßnahmen zu ergreifen. So kann bei Bedarf eine Supplementierung in Absprache mit einem Arzt oder Ernährungsberater erfolgen. Die optimale Versorgung

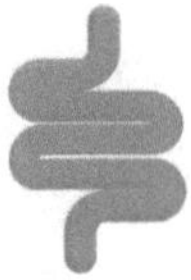

mit Mineralstoffen unterstützt nicht nur die Schilddrüsenfunktion, sondern trägt auch zu einem allgemeinen Wohlbefinden bei, indem sie verschiedene Stoffwechselprozesse im Körper optimiert [s60]. Eine Ernährung, die reich an Vollkornprodukten, Hülsenfrüchten, Nüssen, Samen und grünem Blattgemüse ist, kann die Versorgung mit wichtigen Mineralstoffen verbessern. So liefert beispielsweise eine Handvoll Mandeln nicht nur Magnesium, sondern auch Kupfer und Mangan, die für die Schilddrüsenfunktion relevant sind. Zusätzlich kann mageres Fleisch, insbesondere Rindfleisch, die Eisenaufnahme unterstützen. Die gezielte Auswahl von Lebensmitteln im Rahmen einer ausgewogenen Ernährung kann dazu beitragen, den Bedarf an wichtigen Mineralstoffen zu decken und die Schilddrüsenfunktion zu unterstützen. [s61]

Mikronährstoff-Aufnahme Fokus

Typische Mikronährstoff-Fokusgebiete für die Schilddrüsengesundheit.

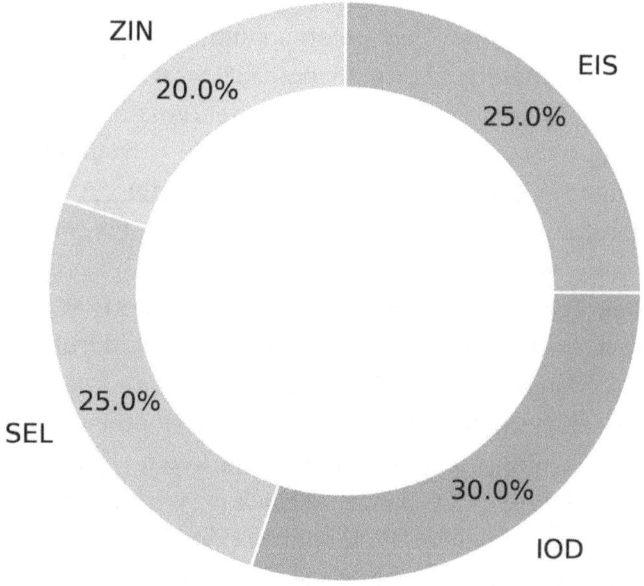

EIS: Eisen

IOD: Jod

SEL: Selen

ZIN: Zink

Diese Grafik zeigt wichtige Mikronährstoffe, die häufig bei der Behandlung von Hypothyreose berücksichtigt werden. Jod ist entscheidend für die Schilddrüsenhormonproduktion. Selen unterstützt die Umwandlung von Schilddrüsenhormonen. Zink und Eisen spielen eine Rolle bei der allgemeinen Schilddrüsenfunktion und Hormonverwertung. Während diese wichtig sind, variieren die individuellen Bedürfnisse. Die Konsultation eines Gesundheitsexperten für persönliche Beratung ist unerlässlich.

Vitaminhaushalt

Vitamine beeinflussen zahlreiche Stoffwechselvorgänge und sind somit auch für die Schilddrüsenfunktion relevant. Besonders die fettlöslichen Vitamine A, D, E und K spielen eine wichtige Rolle für die Hormonproduktion und -regulation. Vitamin D wirkt beispielsweise indirekt auf die Schilddrüse, indem es die Calciumaufnahme reguliert, die wiederum für die Signalübertragung innerhalb der Zellen wichtig ist [s62]. Ein Vitamin-D-Mangel kann so die Schilddrüsenfunktion beeinträchtigen und zu einer Verschlechterung der Symptome einer Schilddrüsenunterfunktion führen. Auch Vitamin A ist an der Schilddrüsenhormonproduktion beteiligt und kann bei einem Mangel die Umwandlung von T4 in das aktive Hormon T3 beeinflussen. Die wasserlöslichen B-Vitamine sind für den Energiestoffwechsel und die Nervenfunktion unerlässlich, was indirekt die Schilddrüse beeinflusst [s63]. Ein Mangel an B-Vitaminen kann zu Müdigkeit, Konzentrationsschwierigkeiten und anderen Symptomen führen, die auch bei einer Schilddrüsenunterfunktion auftreten. Eine ausreichende Zufuhr dieser Vitamine ist daher besonders wichtig. So kann eine Ernährung mit viel grünem Blattgemüse (Vitamin K und Folsäure), Nüssen und Samen (Vitamin E) sowie fettreichem Fisch (Vitamin D) die Vitaminversorgung verbessern. Zusätzlich kann die gezielte Supplementierung einzelner Vitamine, wie Vitamin D, in Absprache mit einem Arzt sinnvoll sein, insbesondere in den Wintermonaten oder bei nachgewiesenem Mangel [s62]. Eine ausgewogene Ernährung mit frischen, unverarbeiteten Lebensmitteln ist die Grundlage für eine optimale Vitaminversorgung und unterstützt die Schilddrüsenfunktion. Eine solche Ernährungsweise trägt nicht nur zur Linderung der Symptome einer Schilddrüsenunterfunktion bei, sondern fördert auch das allgemeine Wohlbefinden. Neben einer ausgewogenen Ernährung können auch bestimmte Mikronährstoffe, wie Zink und Selen, in Kombination mit einer kalorienreduzierten Ernährung, den Ruheumsatz (RMR) bei Übergewicht und Adipositas erhöhen [s64]. Dies kann

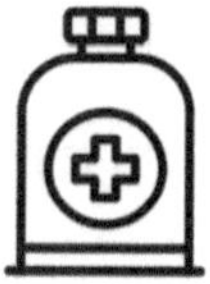

zusätzlich zur Gewichtsreduktion beitragen, was wiederum positive Auswirkungen auf die Schilddrüsenfunktion haben kann. Die verbesserte funktionelle Kapazität, gemessen am Timed Up-and-Go-Test (TUG), zeigt zudem positive Effekte auf die körperliche Leistungsfähigkeit [s64]. Eine solche Kombination aus Ernährungsumstellung und gezielter Supplementierung kann die Schilddrüsenfunktion unterstützen und die Lebensqualität verbessern. Es ist jedoch wichtig, die Einnahme von Nahrungsergänzungsmitteln mit einem Arzt oder Ernährungsberater abzustimmen, um Überdosierungen und unerwünschte Wechselwirkungen zu vermeiden. Eine regelmäßige Überprüfung des Vitamin- und Mineralstoffstatus durch Bluttests kann helfen, Mängel frühzeitig zu erkennen und gezielt zu behandeln [s63]. So kann ein individueller Ernährungsplan erstellt werden, der den persönlichen Bedürfnissen und der Schilddrüsengesundheit gerecht wird.

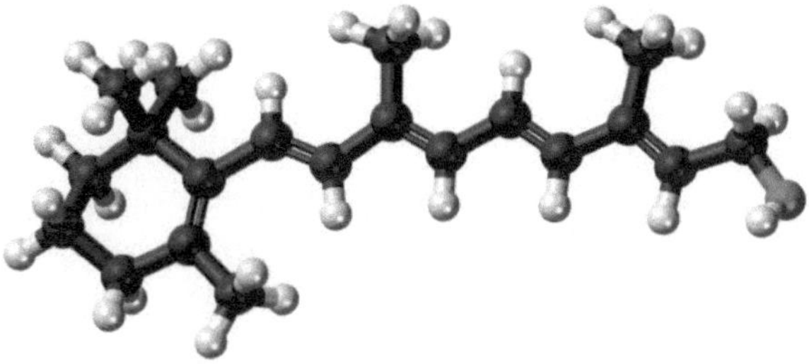

Vitamin A [i40]

Gut zu wissen

B-Vitamine

B-Vitamine sind essentiell für den Energiestoffwechsel und die Nervenfunktion. Ein Mangel kann zu Müdigkeit, Konzentrationsschwierigkeiten und anderen neurologischen Symptomen führen, die die Symptome einer Schilddrüsenunterfunktion verschlimmern können.

Ruheumsatz (RMR)

Der Ruheumsatz (RMR) ist die Energiemenge, die der Körper im Ruhezustand benötigt. Bei einer Schilddrüsenunterfunktion ist der RMR oft verringert, was zu Gewichtszunahme führen kann. Eine gezielte Ernährung und Supplementierung können helfen, den RMR zu erhöhen und die Gewichtsabnahme zu unterstützen.

Timed Up-and-Go-Test (TUG)

Der Timed Up-and-Go-Test (TUG) ist ein einfacher Test zur Beurteilung der Mobilität und des Gleichgewichts. Er kann verwendet werden, um die funktionelle Kapazität von Menschen mit Schilddrüsenunterfunktion zu bewerten, da diese oft unter Muskelschwäche und Gleichgewichtsstörungen leiden.

Vitamin A

Vitamin A ist wichtig für das Immunsystem und die Zelldifferenzierung. Es kann die Umwandlung von T4 zu T3 beeinflussen, den aktiven Schilddrüsenhormonen. Ein Mangel kann zu trockener Haut und Nachtblindheit führen, beides Symptome, die bei Schilddrüsenunterfunktion verstärkt auftreten können.

Wichtige Vitamine für die Schilddrüsengesundheit

Visualisierung der Vitaminaufnahme zur Unterstützung der Schilddrüse.

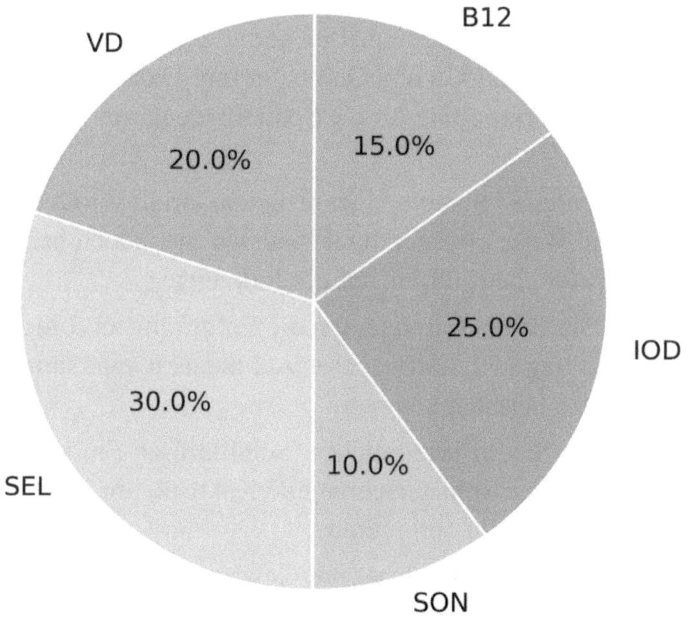

B12: Vitamin B12

SEL: Selen

VD: Vitamin D

IOD: Jod

SON: Andere B-Vitamine und Zink

Diese Grafik zeigt die relative Bedeutung verschiedener Vitamine für die Unterstützung der Schilddrüsenfunktion. Während alle einen Beitrag leisten, sind Selen und Jod besonders wichtig, was darauf hindeutet, dass eine Konzentration auf diese Nährstoffe bei der Ernährung für Menschen mit Hypothyreose vorteilhaft sein könnte. Ausreichend Vitamin D und B-Vitamine sind ebenfalls wichtig, was auf einen ausgewogenen Ansatz bei der Vitaminaufnahme hinweist.

Konkrete Ratschläge

- Stellen Sie sich Ihren täglichen Speiseplan als eine Symphonie vor, die Ihre Schilddrüse harmonisiert.
- Kreieren Sie ein "Schilddrüsen-Menü" mit Lebensmitteln, die reich an Selen, Zink und Tyrosin sind, wie Paranüsse, Kürbiskerne und Fisch.
- Variieren Sie Ihre Proteinquellen und integrieren Sie regelmäßig Hülsenfrüchte, Linsen und Quinoa in Ihre Ernährung, um die Aminosäureversorgung für die Schilddrüsenhormonproduktion zu optimieren.
- Experimentieren Sie mit Algenrezepten, um Ihre Jodversorgung auf natürliche Weise zu unterstützen, achten Sie jedoch bei einer Schilddrüsenüberfunktion auf die Jodmenge.
- Trinken Sie Brennnesseltee, um die Entgiftung zu fördern und die Ausscheidung von Stoffwechselprodukten zu unterstützen, die die Schilddrüse belasten könnten.
- Entwickeln Sie Ihr persönliches "Schilddrüsen-Smoothie"-Rezept mit Zutaten wie Spinat, Beeren und Kokosöl, um Ihre Nährstoffzufuhr zu optimieren.
- Verfeinern Sie Ihre Gerichte mit Gewürzen wie Koriander und Kardamom, die traditionell zur Unterstützung der Schilddrüsenfunktion verwendet werden.
- Richten Sie Ihren Fokus auf Lebensmittel mit einem niedrigen glykämischen Index, um Blutzuckerschwankungen zu vermeiden, die die Schilddrüse beeinflussen können.
- Bauen Sie regelmäßige Essenspausen ein und vermeiden Sie ständiges Snacken, um Ihrer Schilddrüse Erholungsphasen zu gönnen.

3. 3 Naturheilkundliche Ansätze

Naturheilkundliche Ansätze bieten bei Schilddrüsenunterfunktion vielfältige Möglichkeiten, die konventionelle Therapie zu ergänzen und Symptome wie Müdigkeit zu lindern. Heilpflanzen, Ausleitungsverfahren und Regulationstherapien zielen darauf ab, die Schilddrüsenfunktion auf natürliche Weise zu unterstützen und das hormonelle Gleichgewicht wiederherzustellen. Die Wirksamkeit dieser Methoden wird kontrovers diskutiert und bedarf weiterer Forschung. Entdecken Sie im Folgenden das Potenzial und die Grenzen naturheilkundlicher Verfahren und wie sie Ihnen helfen können, Ihre Schilddrüsengesundheit zu verbessern.

Naturheilkundliche Ansätze können die Schulmedizin bei Schilddrüsenproblemen sinnvoll ergänzen, ersetzen sie aber nicht. Eine umfassende ärztliche Abklärung und individuelle Behandlungsplanung sind unerlässlich.

Heilpflanzenanwendung

Heilpflanzen können bei einer Schilddrüsenunterfunktion unterstützend wirken, indem sie Symptome wie Müdigkeit lindern [s65]. Studien zeigen, dass die Anwendung bestimmter Heilpflanzen die Schilddrüsenhormonproduktion modulieren und so Symptome der hypothyreose mildern kann [s66]. Dabei ist die Kombination verschiedener medizinischer Ansätze, inklusive moderner Medizin, eine sinnvolle Strategie zur Diagnose und Behandlung [s67]. So können Heilpflanzen die Wirkung herkömmlicher Therapien ergänzen und bieten eine Option für Patienten, die auf konventionelle Behandlungen nicht ausreichend ansprechen [s68]. Eine Meta-Analyse bestätigte, dass pflanzliche Mittel die Schilddrüsenfunktionstest-Ergebnisse verbesserten und die Hormonwerte positiv beeinflussten [s67]. Dabei zeigten sich starke, moderate und milde Effekte auf die jeweiligen Hormonwerte [s67]. Drei der untersuchten Studien konzentrierten sich speziell auf die Eigenschaften bestimmter Heilpflanzen [s67]. Pflanzliche Arzneimittel können die Hormonspiegel signifikant verändern, indem sie bestimmte Hormone erhöhen und andere senken [s68]. Die positive Wirkung einer häufig verwendeten Pflanze wird auf ihre antioxidativen Eigenschaften zurückgeführt [s68]. Koreanische Medizin, die Kräutermedizin und Akupunktur kombiniert und auf das Muster 'Yin-Mangel und Yang-Überaktivität' abzielt, könnte eine Alternative zur herkömmlichen Behandlung darstellen [s66]. Es ist jedoch zu beachten, dass einige Heilpflanzen die Umwandlung von T4 zu T3 hemmen und so die Wirkung von Schilddrüsenhormonen abschwächen können [s69]. Die Qualität der Studienlage zur Wirksamkeit von Heilpflanzen ist oft niedrig, weshalb weitere Forschung notwendig ist, um die Sicherheit und Wirksamkeit zu bestätigen [s69]. Die Kombination von Heilpflanzen mit anderen Behandlungsmethoden kann Rückfallraten senken und Nebenwirkungen reduzieren [s69]. Phytochemikalien, wie Curcumin und Flavonoide,

zeigen vielversprechende Eigenschaften in der Prävention und Behandlung von Schilddrüsenkarzinomen, indem sie das Zellwachstum hemmen und den Zelltod fördern [s70]. Eine umfassende Abklärung der Schilddrüsenfunktion durch einen Arzt ist unerlässlich, bevor Heilpflanzen angewendet werden. Die Dosierung und Anwendung sollten individuell abgestimmt und mit einem erfahrenen Therapeuten besprochen werden.

Gut zu wissen

Flavonoide

Eine Gruppe von Phytochemikalien, die in vielen Pflanzen vorkommen und antioxidative, entzündungshemmende und krebshemmende Eigenschaften haben können.

Koreanische Medizin

Ein traditionelles Medizinsystem, das Kräutermedizin, Akupunktur und andere Therapien kombiniert, um das Gleichgewicht im Körper wiederherzustellen.

Phytochemikalien

Biologisch aktive Pflanzenstoffe, die in Obst, Gemüse, Kräutern und Gewürzen vorkommen und verschiedene gesundheitliche Vorteile haben können, einschließlich antioxidativer und entzündungshemmender Wirkungen.

Yin-Mangel und Yang-Überaktivität

Ein Konzept der traditionellen chinesischen und koreanischen Medizin, das ein Ungleichgewicht der beiden gegensätzlichen Kräfte Yin (kühlend, beruhigend) und Yang (wärmend, aktivierend) beschreibt. Bei Schilddrüsenunterfunktion wird oft ein Yin-Mangel und Yang-Überaktivität angenommen.

Ausleitungsverfahren

Ausleitungsverfahren zielen darauf ab, den Körper von vermeintlichen Stoffwechselschlacken und Toxinen zu befreien, die im Zusammenhang mit einer Schilddrüsenunterfunktion stehen könnten. Während einige Anhänger dieser Verfahren die positiven Effekte auf die Schilddrüsenfunktion betonen, gibt es aus wissenschaftlicher Sicht keine ausreichenden Belege für deren Wirksamkeit bei Schilddrüsenunterfunktion. Dennoch erfreuen sich Ausleitungsverfahren in der Naturheilkunde einer gewissen Beliebtheit und werden oft als ergänzende Maßnahme eingesetzt. Zu den gängigen Methoden gehören unter anderem Darmsanierungen, Nierenausleitende Tees und die Anwendung von Chelatbildnern. Die Theorie hinter diesen Verfahren besagt, dass Schadstoffe die Schilddrüsenfunktion beeinträchtigen können und ihre Entfernung daher die Schilddrüse entlastet und ihre Funktion verbessert. Eine Darmsanierung soll zum Beispiel die Darmflora optimieren und dadurch die Aufnahme von Nährstoffen verbessern, die für die Schilddrüsenfunktion wichtig sind, wie Zink, Selen, magnesium und Eisen. So unterstützt Magnesium die Iodaufnahme und die mitochondriale Funktion, beides wichtige Prozesse für die Schilddrüsenhormonproduktion. Ein Eisenmangel wiederum kann die Aktivität des Schilddrüsenperoxidase-Enzyms beeinträchtigen, welches für die Schilddrüsenhormonproduktion unerlässlich ist. Es ist jedoch wichtig zu betonen, dass diese Nährstoffe auch über eine ausgewogene Ernährung aufgenommen werden können und eine gezielte Supplementierung nur nach Rücksprache mit einem Arzt oder Therapeuten erfolgen sollte. Kritiker von Ausleitungsverfahren weisen darauf hin, dass der Körper über eigene effiziente Entgiftungsmechanismen verfügt, wie Leber und Nieren, und dass künstliche Ausleitungen diese natürlichen Prozesse durchaus stören können. Zudem besteht bei unsachgemäßer Anwendung die Gefahr von Nebenwirkungen, wie Mineralstoffverlusten oder Darmproblemen. Bevor man sich für ein Ausleitungsverfahren entscheidet, sollte man sich daher gründlich über die möglichen Risiken und Nebenwirkungen informieren und die Angemessenheit der Maßnahme mit einem Arzt besprechen. Eine alleinige Anwendung von Ausleitungsverfahren zur Behandlung einer Schilddrüsenunterfunktion ist nicht empfohlen und ersetzt nicht die notwendige medizinische Therapie.

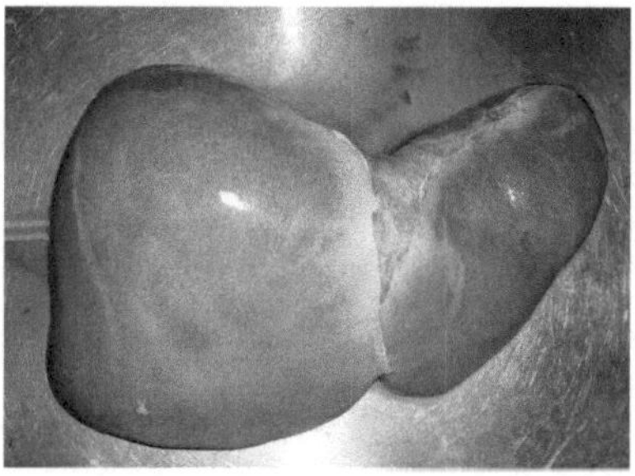

Leber [i41]

Verteilung naturheilkundlicher Entgiftungsmethoden bei Schilddrüsenunterfunktion

Bevorzugte naturheilkundliche Entgiftungsmethoden.

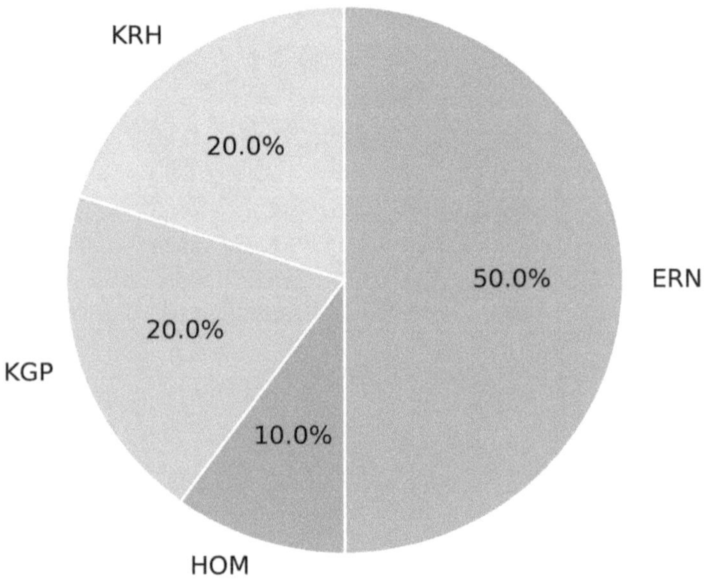

ERN: Ernährungsumstellung

KGP: Körper-Geist-Praktiken (Yoga, Meditation)

HOM: Homöopathie

KRH: Kräuterheilmittel

Diese Grafik zeigt die unterschiedliche Beliebtheit verschiedener naturheilkundlicher Entgiftungsansätze bei Schilddrüsenunterfunktion. Ernährungsumstellungen sind die am häufigsten genutzte Methode und unterstreichen die Bedeutung der Ernährung in der naturheilkundlichen Behandlung. Während Kräuterheilmittel und Homöopathie ebenfalls eingesetzt werden, machen sie kleinere Anteile aus, was darauf hindeutet, dass sie möglicherweise als ergänzende Behandlungen oder für spezifische Patientenbedürfnisse verwendet werden. Körper-Geist-Praktiken sind zwar weniger verbreitet als Ernährungsumstellungen, haben aber immer noch eine bedeutende Präsenz und zeigen den ganzheitlichen Charakter der naturheilkundlichen Versorgung.

Regulationstherapie

Regulationstherapie betrachtet den Körper als komplexes System und zielt darauf ab, die Selbstregulationsmechanismen zu unterstützen, anstatt einzelne Symptome zu behandeln [s71]. Bei Schilddrüsenunterfunktion liegt der Fokus auf der Wiederherstellung des natürlichen Gleichgewichts im Hormon- und Stoffwechselsystem. Ernährung und Lebensstil nehmen dabei eine zentrale Rolle ein [s71]. So kann eine Ernährungsumstellung, die reich an schilddrüsenfreundlichen Nährstoffen ist, die Hormonproduktion positiv beeinflussen. Unter anderem kann eine ausreichende Zufuhr von Vitaminen und Mineralstoffen, die an der Schilddrüsenhormonproduktion beteiligt sind – etwa Selen oder Zink – eine unterstützende Wirkung haben. Eine gezielte Supplementierung dieser Mikronährstoffe kann, nach Rücksprache mit einem Arzt oder Therapeuten, in Betracht gezogen werden [s71]. Auch der Einfluss des Lichtregimes auf die Schilddrüsenfunktion wird in der Regulationstherapie berücksichtigt [s71]. Regelmäßige Aufenthalte im Freien und eine ausreichende Versorgung mit Vitamin D können die Autoimmunreaktion, die bei manchen Schilddrüsenerkrankungen eine Rolle spielt, modulieren. Die Regulationstherapie integriert oft verschiedene naturheilkundliche Ansätze, wie beispielsweise die Phytotherapie oder Akupunktur [s72]. Die Kombination unterschiedlicher Therapieformen kann synergistische Effekte erzielen und die Selbstheilungskräfte des Körpers aktivieren [s72]. Die genaue Zusammensetzung dieser Kombinationstherapien und deren Wirkmechanismen sind jedoch noch Gegenstand weiterer Forschung [s72]. Daher ist es unerlässlich, die Anwendung von Regulationstherapien mit einem erfahrenen Therapeuten zu besprechen und die Behandlung individuell auf die Bedürfnisse des Patienten abzustimmen.

Gut zu wissen

Selbstregulationsmechanismen

Die Selbstregulationsmechanismen des Körpers sind Prozesse, die dazu dienen, ein inneres Gleichgewicht (Homöostase) aufrechtzuerhalten. Bei einer Schilddrüsenunterfunktion können diese Mechanismen gestört sein und die Regulationstherapie zielt darauf ab, sie wieder ins Gleichgewicht zu bringen.

Synergistische Effekte

Synergistische Effekte entstehen, wenn die Kombination verschiedener Therapien eine stärkere Wirkung erzielt, als die Summe der Einzelwirkungen. In der Regulationstherapie werden oft mehrere Ansätze kombiniert, um die Selbstheilungskräfte zu maximieren.

Hypothetischer Verlauf der Schilddrüsenregulation

Simulierte TSH-Werte während naturheilkundlicher Behandlung einer Hypothyreose.

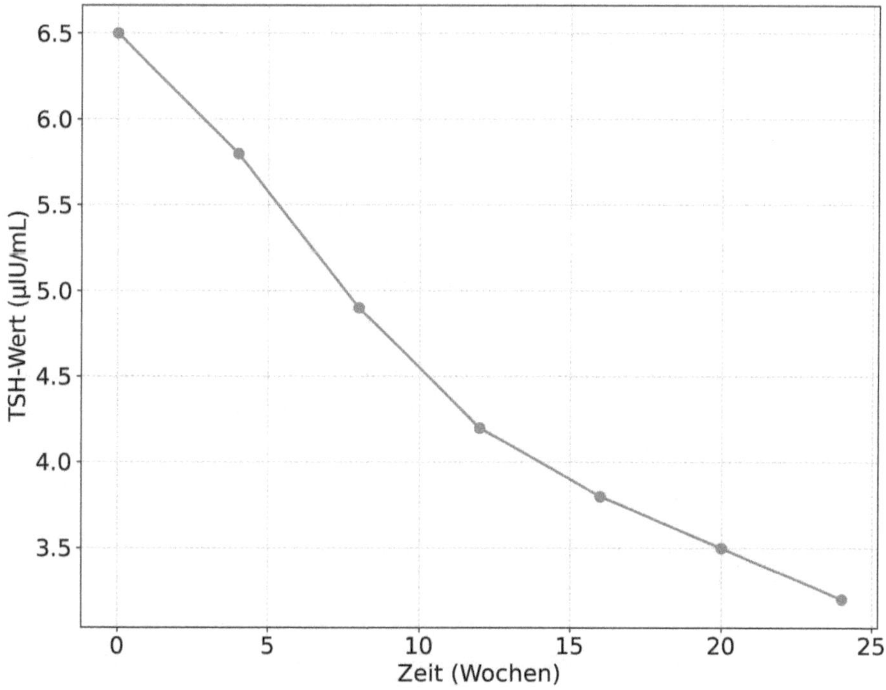

Diese Grafik zeigt eine mögliche positive Reaktion auf eine naturheilkundliche Behandlung der Hypothyreose. Zu Beginn sind die TSH-Werte erhöht, was auf eine Unterfunktion der Schilddrüse hinweist. Im Laufe der Zeit sinken die TSH-Werte, was auf eine verbesserte Schilddrüsenfunktion und eine Entwicklung hin zu einem gesunden Hormongleichgewicht hindeutet. Eine kontinuierliche Überwachung ist wichtig, um die langfristige Wirksamkeit der Therapie zu beurteilen.

Konkrete Ratschläge

- Berühren Sie sanft mit den Fingerspitzen Ihren Halsbereich und visualisieren Sie, wie die Berührung Ihre Schilddrüse harmonisiert.
- Kreieren Sie eine Teemischung aus Melisse, Zitronenverbene und Passionsblume, um Ihre Nerven zu beruhigen und die Schilddrüsenfunktion indirekt zu unterstützen.
- Legen Sie sich täglich für 10 Minuten mit einem kühlenden Leinentuch um den Hals, um die überaktive Schilddrüse zu beruhigen.
- Atmen Sie tief ein und stellen Sie sich vor, wie mit jedem Atemzug kühlende Energie in Ihre Schilddrüse strömt und sie sanft reguliert.
- Suchen Sie einen erfahrenen Therapeuten für Traditionelle Europäische Naturheilkunde (TEN) und lassen Sie sich zu individuellen naturheilkundlichen Ansätzen bei Schilddrüsenüberfunktion beraten.
- Informieren Sie sich über die Bachblüte "Vervain" und prüfen Sie, ob sie Ihnen bei Ihrer möglicherweise vorhandenen inneren Unruhe und dem Perfektionsdrang helfen kann.
- Verbringen Sie Zeit in der Natur und konzentrieren Sie sich auf das beruhigende Grün der Bäume, welches eine ausgleichende Wirkung auf die Schilddrüse haben kann.
- Hören Sie entspannende Musik mit Naturgeräuschen, um Ihr Nervensystem zu beruhigen und die Schilddrüsenfunktion indirekt zu harmonisieren.
- Trinken Sie lauwarmes Wasser mit einem Spritzer Zitronensaft am Morgen, um Ihren Stoffwechsel anzuregen und die Entgiftungsfunktion der Leber zu unterstützen.

Rückblick - 3. Schilddrüsenüberfunktion

Eine Schilddrüsenüberfunktion, medizinisch Thyreotoxikose genannt, kann Ihren Körper aus dem Gleichgewicht bringen und sich auf vielfältige Weise bemerkbar machen. Neben den klassischen Symptomen wie Herzrasen, Gewichtsverlust, Nervosität und Hitzeempfindlichkeit können auch unspezifische Beschwerden wie Schlafstörungen, Konzentrationsschwierigkeiten oder Verdauungsprobleme auftreten. Die Herausforderung liegt darin, diese Signale Ihres Körpers ernst zu nehmen und einen ganzheitlichen Ansatz zur Behandlung zu wählen, der Ihre individuellen Bedürfnisse berücksichtigt. Die konventionelle Medizin bietet wirksame Therapien, doch ergänzend können Sie selbst aktiv zu Ihrem Wohlbefinden beitragen.

Ein erster Schritt zur Verbesserung Ihres Zustandes bei Schilddrüsenüberfunktion ist die bewusste Gestaltung Ihrer Ernährung. Achten Sie auf eine ausreichende Versorgung mit wichtigen Nährstoffen, insbesondere mit solchen, die an der Schilddrüsenhormonproduktion beteiligt sind. Dazu gehören beispielsweise Selen, Zink und Eisen. Integrieren Sie Lebensmittel wie Paranüsse, Vollkornprodukte und Hülsenfrüchte in Ihren Speiseplan. Gleichzeitig sollten Sie Lebensmittel, die die Schilddrüse zusätzlich stimulieren können, wie beispielsweise koffeinhaltige Getränke oder stark jodhaltige Nahrungsmittel, reduzieren. Besprechen Sie Ihre Ernährungsumstellung idealerweise mit einem Ernährungsberater oder einem auf Schilddrüsenerkrankungen spezialisierten Arzt, um Ihre individuelle Situation optimal zu berücksichtigen.

Neben der Ernährung spielt auch Ihr Lebensstil eine wichtige Rolle. Stress kann die Schilddrüsenüberfunktion verstärken. Daher sollten Sie Strategien zur Stressbewältigung entwickeln und in Ihren Alltag integrieren. Entspannungstechniken wie Yoga, Meditation oder autogenes Training können Ihnen helfen, innere Ruhe zu finden und Ihr Nervensystem zu beruhigen. Auch regelmäßige Bewegung an der frischen Luft, angepasst an Ihre körperliche Verfassung, kann Stress abbauen und Ihr Wohlbefinden steigern. Achten Sie dabei auf ausreichend Ruhephasen und vermeiden Sie Überanstrengung. Ein ausgewogener Rhythmus von Aktivität und Erholung ist entscheidend für Ihr hormonelles Gleichgewicht.

Die Auseinandersetzung mit Ihrer Schilddrüsenüberfunktion kann eine Herausforderung sein, birgt aber auch die Chance, Ihre Lebensgewohnheiten positiv zu verändern und Ihre Gesundheit selbstbestimmt in die Hand zu nehmen. Hören Sie auf die Signale Ihres Körpers, suchen Sie den Dialog mit Ihren behandelnden Ärzten und scheuen Sie sich nicht, ergänzende Therapieansätze in Erwägung zu ziehen. Mit Geduld, Achtsamkeit und der richtigen Unterstützung können Sie Ihre Schilddrüsenüberfunktion in den Griff bekommen und Ihre Lebensqualität nachhaltig verbessern. Investieren Sie in Ihre Gesundheit – es lohnt sich!

4. Hashimoto-Thyreoiditis

Warum fühlen sich viele Menschen mit Hashimoto-Thyreoiditis trotz Medikation weiterhin erschöpft und antriebslos? Die Autoimmunerkrankung der Schilddrüse stellt Betroffene und Mediziner vor besondere Herausforderungen, da klassische Behandlungsansätze oft nicht ausreichen. Neben der schulmedizinischen Therapie existieren zahlreiche natürliche Wege, das Immunsystem zu regulieren und die Schilddrüsenfunktion zu unterstützen. Die Kombination verschiedener Behandlungsstrategien eröffnet neue Perspektiven für einen aktiven Heilungsprozess. In diesem Kapitel entdecken Sie, wie Sie Ihre Selbstheilungskräfte gezielt aktivieren und den Krankheitsverlauf positiv beeinflussen können.

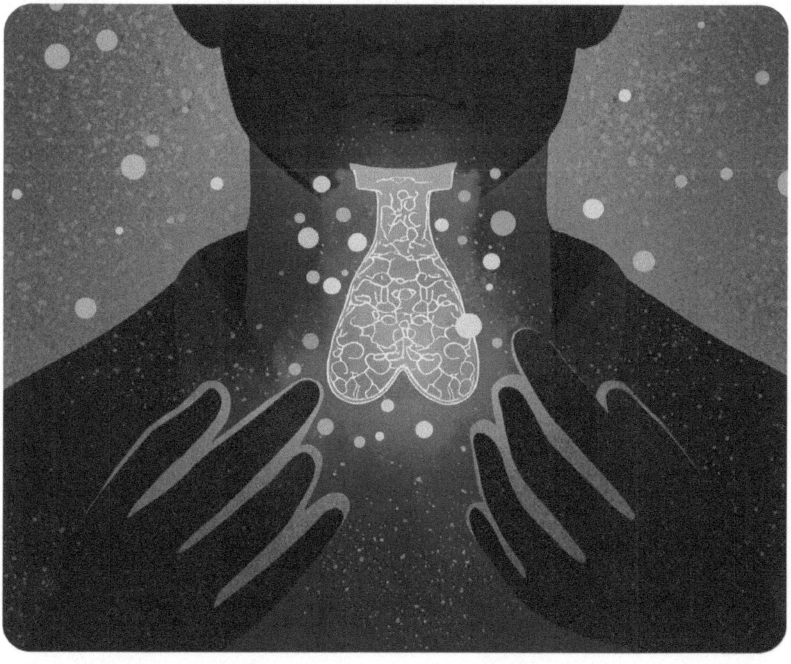

4. 1 Autoimmunprozesse

Bei Hashimoto-Thyreoiditis attackiert das Immunsystem die Schilddrüse, was zu chronischer Entzündung und Gewebeschädigung führt. Diese Autoimmunreaktion wird durch verschiedene Faktoren beeinflusst, darunter genetische Veranlagung, Umweltfaktoren und der Lebensstil. Die Folgen reichen von einer anfänglichen Überfunktion bis zur manifesten Unterfunktion mit ihren vielfältigen Symptomen. Die Fehlsteuerung des Immunsystems bei Hashimoto zeigt sich in der Bildung von Autoantikörpern und der Infiltration von Lymphozyten in das Schilddrüsengewebe. Diese Prozesse können zu systemischen Auswirkungen führen und das Risiko für weitere Erkrankungen erhöhen. Das Verständnis dieser komplexen Vorgänge ist entscheidend für einen ganzheitlichen Behandlungsansatz. Erfahren Sie in diesem Kapitel, wie Autoimmunprozesse bei Hashimoto-Thyreoiditis entstehen und welche Rolle sie im Krankheitsverlauf spielen.

Die Hashimoto-Thyreoiditis ist eine komplexe Autoimmunerkrankung, bei der genetische Veranlagung, Umweltfaktoren und der Lebensstil zusammenwirken und über Entzündungsmechanismen zur Zerstörung des Schilddrüsengewebes führen.

Entzündungsmechanismen

Entzündungsmechanismen sind der Kern autoimmuner Schilddrüsenerkrankungen. Bei der hashimotothyreoiditis, der häufigsten Form der Schilddrüsenunterfunktion mit autoimmuner Ursache, greift das Immunsystem fälschlicherweise die Schilddrüse an [s73]. Dies führt zu einer chronischen Entzündung und letztendlich zur Zerstörung des Schilddrüsengewebes. Diese Fehlfunktion des Immunsystems beruht auf einem komplexen Zusammenspiel verschiedener Faktoren. Genetische Veranlagung, Umweltfaktoren und der Lebensstil beeinflussen die immunologische Dysfunktion und tragen zur Zerstörung der Schilddrüse bei [s74]. So können z.B. bestimmte Nahrungsmittel, die entzündungsfördernde Substanzen enthalten, die Darmgesundheit negativ beeinflussen und über eine erhöhte Darmpermeabilität (auch bekannt als "Leaky Gut") die Entstehung von Autoimmunreaktionen begünstigen [s74]. Die im Darm entstehende Entzündung kann sich auf die Schilddrüse ausweiten und die Erkrankung verschlimmern. Zusätzlich können Umweltgifte, wie Cyanotoxine, die Schilddrüsenfunktion direkt beeinträchtigen [s74].

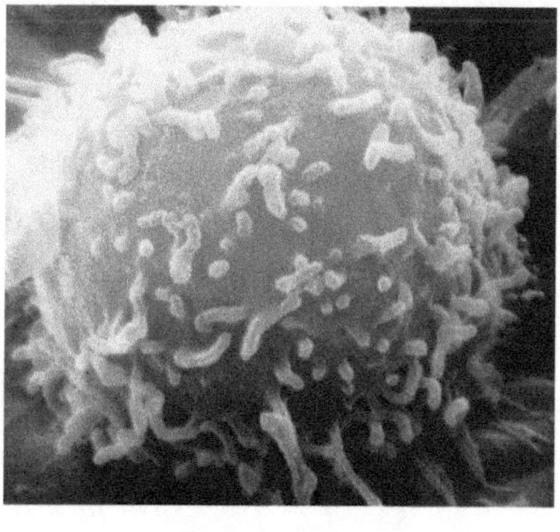

Lymphozyt [i42]

Die Autoimmunreaktion bei Hashimoto beinhaltet die Infiltration von Lymphozyten, einer Art weißer Blutkörperchen, in das Schilddrüsengewebe [s73]. Diese Lymphozyten produzieren Autoantikörper, die sich gegen körpereigene Schilddrüsenstrukturen richten [s75] [s76]. Die Antikörper binden an Schilddrüsenzellen und lösen Entzündungsreaktionen aus, die letztendlich zur Zerstörung der Zellen führen [s75]. Besonders häufig sind Antikörper gegen Thyroidperoxidase (anti-TPO), ein Enzym, das an der Schilddrüsenhormonproduktion beteiligt ist [s76]. Die zentrale Toleranz, ein wichtiger Mechanismus des Immunsystems, der normalerweise verhindert, dass das Immunsystem körpereigene Zellen angreift, ist bei Autoimmunerkrankungen gestört [s77]. Im Thymus, einem Organ des Immunsystems, durchlaufen lymphatische Vorläuferzellen normalerweise eine Selektion, bei der selbstreaktive Zellen eliminiert werden [s77]. Bei Hashimoto ist dieser Prozess gestört, was zur Entstehung von autoreaktiven T-Zellen führt, die die Schilddrüse angreifen [s77]. Proinflammatorische Zytokine, Botenstoffe des Immunsystems, wie Interleukin-6 (IL-6) und Tumornekrosefaktor-alpha (TNF-α), spielen eine wichtige Rolle bei der Entzündungsreaktion und tragen zur Gewebeschädigung bei [s73]. Die chronische Entzündung kann über die Schilddrüse hinausgehen und zu systemischen Auswirkungen führen, z.B. einem erhöhten Risiko für Herz-Kreislauf-Erkrankungen und kognitive Beeinträchtigungen [s73]. Auch ein Vitamin-D-Mangel wird mit einer erhöhten Prävalenz von Schilddrüsenautoimmunität in Verbindung gebracht, da Vitamin D die Immunantwort moduliert und die Entzündung reduzieren kann [s78]. Eine

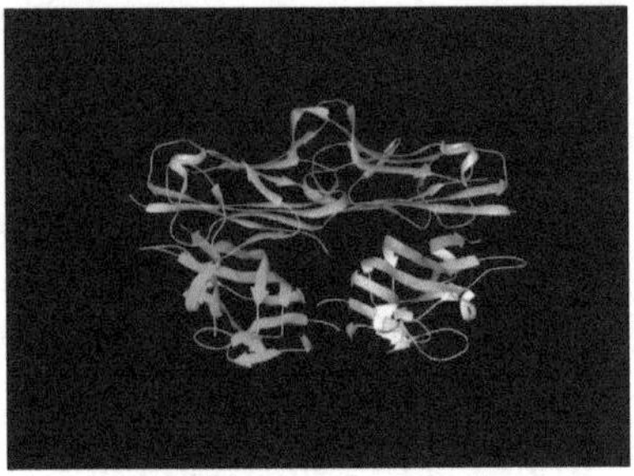

Tumornekrosefaktor-alpha [i43]

Supplementierung mit Vitamin D könnte daher die Antikörpertiter gegen Schilddrüsenantigene senken und die Entzündung mildern [s78].

Gut zu wissen

Autoantikörper
Vom Immunsystem produzierte Antikörper, die sich gegen körpereigene Gewebe oder Organe richten, anstatt gegen fremde Substanzen wie Bakterien oder Viren.

Leaky Gut
Ein Zustand, bei dem die Darmschleimhaut durchlässiger wird und unerwünschte Stoffe wie Bakterien, Toxine und Nahrungsmittelbestandteile in den Blutkreislauf gelangen können. Dies kann Entzündungen und Autoimmunreaktionen fördern.

Lymphozyten
Eine Art weißer Blutkörperchen, die eine wichtige Rolle im Immunsystem spielen. Sie erkennen und bekämpfen Krankheitserreger und andere schädliche Substanzen.

Thyroidperoxidase (TPO)
Ein Enzym in der Schilddrüse, das an der Bildung von Schilddrüsenhormonen beteiligt ist. Antikörper gegen TPO (anti-TPO) sind ein häufiger Marker für Hashimoto-Thyreoiditis.

Tumornekrosefaktor-alpha (TNF-α)
Ein Zytokin, das an Entzündungsreaktionen und der Regulation des Zellwachstums beteiligt ist. TNF-α spielt eine Rolle bei der Entstehung von Autoimmunerkrankungen.

Hypothetischer Entzündungsmarker-Verlauf

Illustrative Entzündungsmarkerwerte während der Behandlung der Autoimmunthyreoiditis.

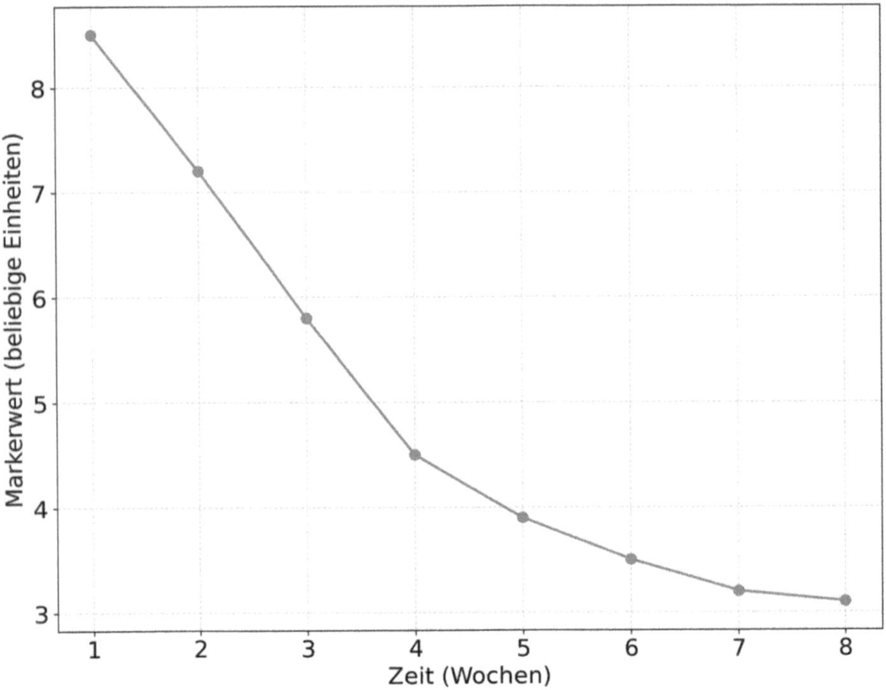

Diese Grafik zeigt einen hypothetischen Rückgang der Entzündungsmarker nach einer Behandlungsintervention. Die anfänglich erhöhten Marker nehmen allmählich ab, was auf ein positives Ansprechen auf die Therapie hindeutet. Der Plateau-Effekt gegen Ende könnte darauf hinweisen, dass die Behandlung ihre maximale Wirksamkeit erreicht oder eine angepasste Therapie erforderlich ist.

Verlaufsformen

Hashimotothyreoiditis verläuft nicht immer einheitlich, sondern zeigt verschiedene Ausprägungen. Die klinische Präsentation reicht von einer anfänglichen Überfunktion (Hashitoxikose) über eine normale Schilddrüsenfunktion (Euthyreose) bis hin zur Unterfunktion (Hypothyreose) [s79]. Diese unterschiedlichen Phasen spiegeln den fortschreitenden Zerstörungsprozess des Schilddrüsengewebes wider. Zu Beginn der Erkrankung kann es durch die Schädigung der Schilddrüsenzellen zu einer vorübergehenden Freisetzung großer Mengen an Schilddrüsenhormonen kommen, was zu einer Hashitoxikose führt [s79]. In dieser Phase können Symptome einer Schilddrüsenüberfunktion auftreten, obwohl letztendlich eine Unterfunktion droht. Im weiteren Verlauf kann sich die Schilddrüsenfunktion normalisieren (Euthyreose). Hierbei sind die Schilddrüsenwerte im Normbereich, jedoch sind TPO-Antikörper nachweisbar und/oder die Schilddrüse zeigt im Ultraschall typische Veränderungen [s79]. Diese Phase kann als Vorstufe zur manifesten Hypothyreose interpretiert werden. Schließlich kommt es im fortgeschrittenen Stadium zur Schilddrüsenunterfunktion mit den typischen Symptomen. Die Diagnose kann sich jedoch schwierig gestalten, da die Zerstörung der Schilddrüsenzellen und damit die Hormonfreisetzung phasenweise verlaufen kann. So können zu Beginn der Erkrankung, trotz fortschreitender Autoimmunreaktion, normale

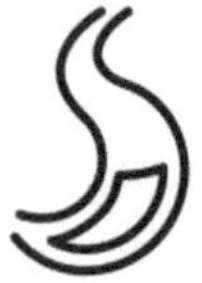

Schilddrüsenwerte oder sogar Anzeichen einer Überfunktion vorliegen [s80]. Ein eindeutiger Nachweis von Hashimoto gelingt durch die Kombination von Schilddrüsenwerten (TSH, fT4), dem Nachweis von TPO-Antikörpern und der Sonographie. Eine subklinische_hypothyreose, definiert durch erhöhte TSH-Werte bei noch normalen fT4-Werten, stellt eine besondere Verlaufsform dar. Hier ist die Notwendigkeit einer Behandlung umstritten und abhängig vom TSH-Wert [s79]. Ein erhöhter TSH-Wert über 4 mU/l sollte, auch bei beschwerdefreiem

Patienten, durch einen Spezialisten abgeklärt und gegebenenfalls behandelt werden.

Verlauf von Autoimmunerkrankungen der Schilddrüse

Verteilung häufiger Verlaufsmuster bei Autoimmunerkrankungen der Schilddrüse.

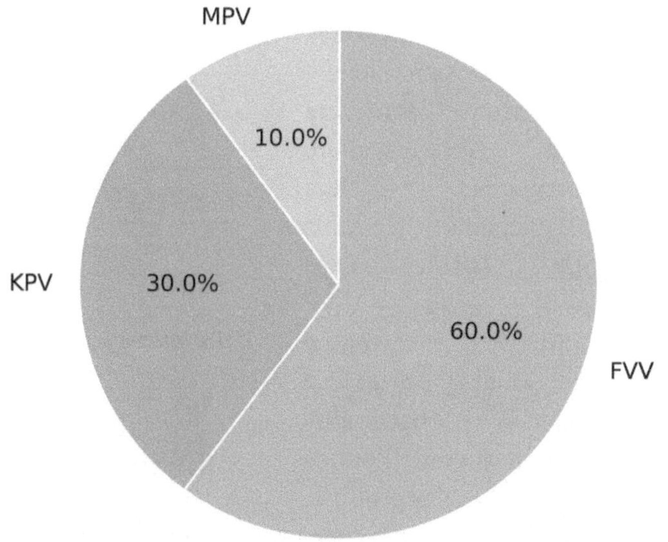

- FVV: Fluktuierender Verlauf (Phasen der Remission und des Rückfalls)
- KPV: Kontinuierlich progressiver Verlauf (stetiger Rückgang)
- MPV: Monophasischer Verlauf (einzelne Episode)

Die Mehrheit der Patienten zeigt einen fluktuierenden Verlauf (FVV) mit Phasen der Remission und des Rückfalls. Während ein kleinerer Prozentsatz einen kontinuierlich progressiven Verlauf (KPV) aufweist, ist es wichtig zu beachten, dass selbst ein kleines Segment mit monophasischem Verlauf (MPV) die Variabilität im Krankheitsverlauf und die Notwendigkeit individualisierter Behandlungsansätze verdeutlicht. Das Verständnis dieser verschiedenen Verlaufsmuster kann Behandlungsstrategien beeinflussen und die Patientenergebnisse verbessern.

Komplikationen

Eine Schilddrüsenunterfunktion, oft Folge autoimmuner Prozesse, kann diverse Folgeerkrankungen nach sich ziehen. So besteht bei Betroffenen ein erhöhtes Risiko für weitere Autoimmunerkrankungen, ein Phänomen bekannt als Polyautoimmunität [s81]. Dies bedeutet, dass neben der hashimotothyreoiditis weitere Erkrankungen wie Zöliakie, perniziöse Anämie oder bestimmte Lebererkrankungen auftreten können [s82]. Die Schilddrüse beeinflusst zahlreiche Stoffwechselvorgänge, daher kann eine Fehlfunktion weitreichende Konsequenzen haben. So ist die Prävalenz von Schilddrüsenfunktionsstörungen bei Menschen mit Diabetes mellitus Typ 1 und 2 höher als im Bevölkerungsdurchschnitt [s83]. Eine Schilddrüsenüberfunktion kann bestehende Diabetes-Erkrankungen verschlimmern, während eine Unterfunktion den Insulinbedarf senken und die Insulinempfindlichkeit erhöhen kann, was wiederum zu Unterzuckerung führen kann [s83]. Daher ist eine sorgfältige Überwachung und Anpassung der Diabetestherapie bei gleichzeitiger Schilddrüsenerkrankung unerlässlich. Ein Beispiel hierfür ist die regelmäßige Kontrolle des Blutzuckerspiegels und gegebenenfalls die

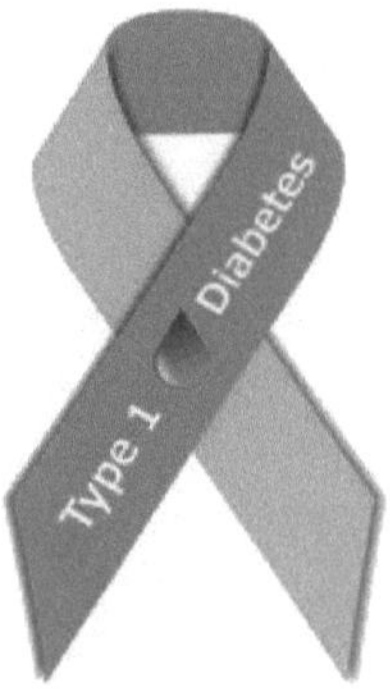

Diabetes mellitus Typ 1 [i44]

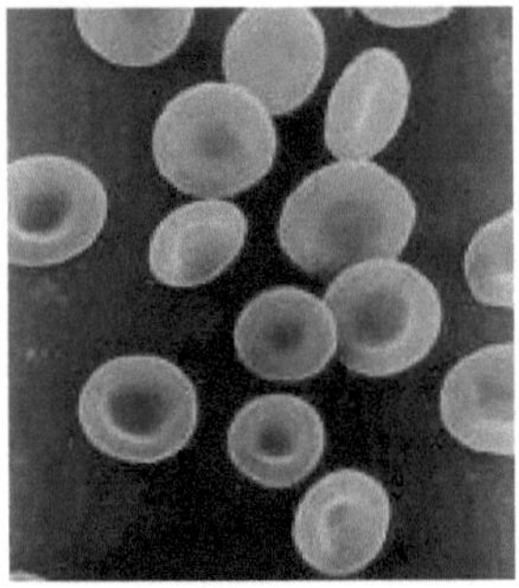

Perniziöse Anämie [i45]

Anpassung der Insulindosis nach Normalisierung der Schilddrüsenfunktion. Auch die Entstehung von Schilddrüsenkrebs wird im Zusammenhang mit Autoimmunprozessen diskutiert, wobei die Rolle von Schilddrüsenautoantikörpern in diesem Prozess noch nicht vollständig geklärt ist [s84]. Die Forschung zu den komplexen Wechselwirkungen zwischen Schilddrüsenunterfunktion und anderen Erkrankungen ist weiterhin Gegenstand intensiver wissenschaftlicher Untersuchungen.

Gut zu wissen

Polyautoimmunität

Das gleichzeitige Auftreten mehrerer Autoimmunerkrankungen bei einer Person. Bei einer Schilddrüsenunterfunktion aufgrund von Hashimoto-Thyreoiditis erhöht sich das Risiko für weitere Autoimmunerkrankungen wie Rheumatoide Arthritis oder Lupus.

Schilddrüsenautoantikörper

Antikörper, die vom Immunsystem gegen körpereigenes Schilddrüsengewebe gebildet werden. Sie spielen eine wichtige Rolle bei der Entstehung und dem Verlauf von Autoimmunerkrankungen der Schilddrüse wie der Hashimoto-Thyreoiditis. Das Vorhandensein von Schilddrüsenautoantikörpern kann auf ein erhöhtes Risiko für Schilddrüsenerkrankungen hinweisen.

Komplikationen bei Autoimmunerkrankungen der Schilddrüse

Schweregrad und Häufigkeit von Komplikationen im Zusammenhang mit Schilddrüsen-Autoimmunerkrankungen.

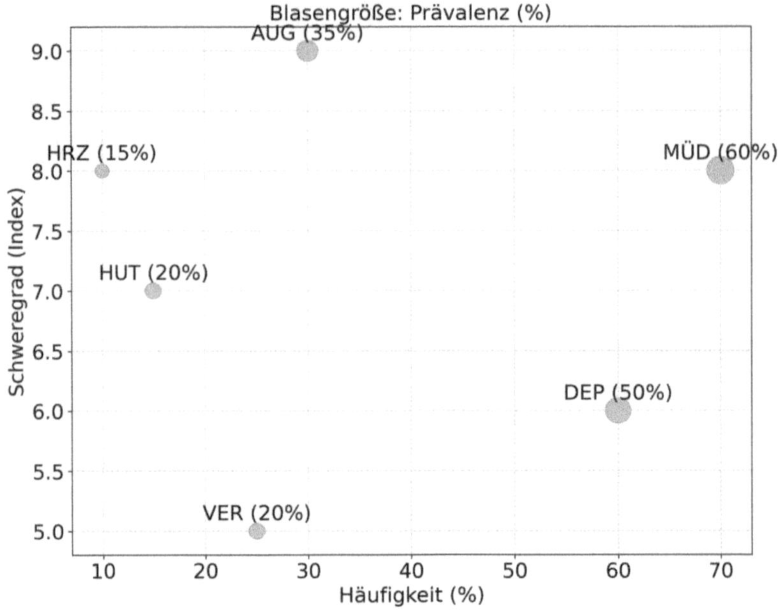

Blasengröße: Prävalenz (%)

AUG: Graves' Ophthalmopathie	DEP: Depression
HRZ: Herzprobleme	HUT: Hautprobleme
MÜD: Müdigkeit	VER: Verdauungsprobleme

Diese Grafik veranschaulicht die Beziehung zwischen Häufigkeit und Schweregrad verschiedener Komplikationen bei Schilddrüsen-Autoimmunerkrankungen. Größere Blasen zeigen eine höhere Häufigkeit des Auftretens an. Eine höhere vertikale Position steht für einen größeren Schweregrad. Zum Beispiel tritt 'AUG' (Graves' Ophthalmopathie) häufig auf und kann recht schwerwiegend sein, während 'HRZ' (Herzprobleme) möglicherweise seltener auftritt, aber immer noch einen hohen Schweregrad aufweist. 'DEP' (Depression) und 'MÜD' (Müdigkeit) sind häufig, aber im Vergleich zu anderen Komplikationen generell weniger schwerwiegend.

Konkrete Ratschläge

- Vergegenwärtigen Sie sich täglich die Selbstheilungskräfte Ihres Körpers und vertrauen Sie auf die Fähigkeit Ihrer Schilddrüse, sich zu regenerieren.
- Entwickeln Sie ein Gefühl der Dankbarkeit für Ihre Schilddrüse und alle ihre Funktionen, die sie für Ihren Körper leistet.
- Richten Sie Ihren Fokus auf positive Gedanken und Affirmationen, die Ihre Schilddrüse stärken und die Autoimmunprozesse beruhigen.
- Stellen Sie sich vor, wie Ihr Immunsystem harmonisch mit Ihrer Schilddrüse zusammenarbeitet und sie schützt, anstatt sie anzugreifen.
- Visualisieren Sie, wie die Entzündung in Ihrer Schilddrüse abklingt und gesundes Gewebe nachwächst.
- Atmen Sie tief in den Bauch ein und stellen Sie sich vor, wie mit jedem Atemzug heilende Energie in Ihre Schilddrüse strömt.
- Lenken Sie Ihre Aufmerksamkeit bewusst auf Ihren Halsbereich und senden Sie Ihrer Schilddrüse positive Energie und Wärme.
- Meditieren Sie regelmäßig, um Ihre innere Ruhe zu finden und die Autoimmunprozesse zu harmonisieren.
- Praktizieren Sie Yoga oder Tai Chi, um Ihre Körperwahrnehmung zu verbessern und die Energieflüsse in Ihrem Körper zu harmonisieren.
- Verbringen Sie Zeit in der Natur und lassen Sie die heilende Kraft der Natur auf Ihre Schilddrüse wirken.
- Suchen Sie sich eine kreative Tätigkeit, die Ihnen Freude bereitet und Ihnen hilft, Stress abzubauen und Ihre Schilddrüse zu unterstützen.

4. 2 Therapiestrategien

Bei Hashimoto-Thyreoiditis stellt die Wahl der richtigen Therapiestrategie eine besondere Herausforderung dar. Die Standardtherapie mit Levothyroxin wirkt nicht bei allen Patienten optimal und auch Ernährung und Immunsystem spielen eine wichtige Rolle. Eine erfolgreiche Behandlung erfordert daher ein individuelles Vorgehen, das verschiedene Faktoren berücksichtigt. Dieses Kapitel beleuchtet die verschiedenen Therapiestrategien und bietet Ihnen einen Wegweiser für Ihre persönliche Behandlung.

> *Eine erfolgreiche Therapie von Hashimoto und Schilddrüsenunterfunktion erfordert einen individualisierten Ansatz, der sowohl die medikamentöse Behandlung als auch die Ernährung und bei Autoimmunerkrankungen die Immunmodulation berücksichtigt.*

Medikamentöse Behandlung

Die medikamentöse Behandlung der Schilddrüsenunterfunktion konzentriert sich auf den Ausgleich des Hormonmangels durch die Gabe von synthetischem Schilddrüsenhormon. Levothyroxin (LT4) ist dabei das Standardmedikament und wird von den meisten Patienten gut vertragen [s85]. Die initiale Dosierung richtet sich nach Faktoren wie der noch vorhandenen Schilddrüsenfunktion, dem Körpergewicht und dem angestrebten TSH-Wert [s86]. Ähnlich wie bei der Einstellung eines Medikaments gegen Bluthochdruck, muss auch die Levothyroxindosis individuell angepasst und nach etwa sechs Wochen anhand des TSH-Wertes kontrolliert werden [s86]. Die Einnahme sollte morgens auf nüchternen Magen erfolgen, um die optimale Aufnahme des Medikaments zu gewährleisten [s86]. Verschiedene Faktoren, darunter Schwangerschaft, Gewichtsschwankungen, Alter, andere Medikamente oder bestimmte Erkrankungen, können die benötigte Dosis beeinflussen und erfordern gegebenenfalls eine Anpassung [s86]. Eine engmaschige ärztliche Betreuung ist daher unerlässlich, um sowohl Unter- als auch Überdosierungen zu vermeiden und die Therapie optimal auf die individuellen Bedürfnisse abzustimmen [s86]. Obwohl LT4 die Standardtherapie darstellt, sprechen 10–20 % der Patienten nicht vollständig darauf an [s85]. Für diese Patienten kann eine Kombinationstherapie aus LT4 und Liothyronin (LT3) eine Option sein [s85]. Die Umstellung erfolgt durch eine Reduzierung der LT4-Dosis und die gleichzeitige Einführung von LT3, wobei ein bestimmtes Verhältnis zwischen den beiden Hormonen angestrebt wird [s85]. Auch wenn Studien zeigen, dass die Kombinationstherapie im Allgemeinen nicht wirksamer ist als die LT4-Monotherapie, präferieren viele Patienten die Kombination [s85]. Die Forschung arbeitet zudem an der Entwicklung von langsam freisetzenden LT3-Präparaten, um die Hormonspiegelschwankungen zu minimieren, sowie an neuen Ansätzen zur gezielten Wiederherstellung der Hormonwirkung in bestimmten Geweben [s85].

Gut zu wissen

Kombinationstherapie

Die gleichzeitige Anwendung von Levothyroxin (LT4) und Liothyronin (LT3) bei Schilddrüsenunterfunktion. Diese Therapieform kann für Patienten in Betracht gezogen werden, die auf Levothyroxin allein nicht optimal ansprechen.

Wirksamkeit von Schilddrüsenmedikamenten

Vergleich gängiger Schilddrüsenmedikamente

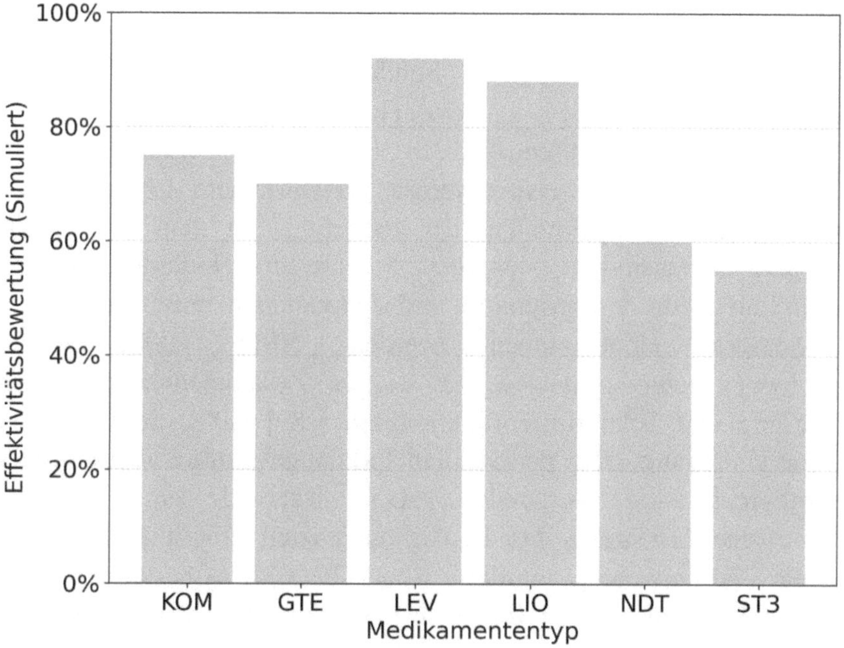

GTE: Getrockneter Schilddrüsenextrakt

KOM: T4/T3 Kombination

LEV: Levothyroxin (T4)

LIO: Liothyronin (T3)

NDT: Natürlicher getrockneter Schilddrüsenextrakt

ST3: Synthetisches T3

Levothyroxin zeigt die höchste durchschnittliche Wirksamkeitsbewertung, dicht gefolgt von Liothyronin. Während die Kombinationstherapie und der getrocknete Schilddrüsenextrakt eine angemessene Wirksamkeit zeigen, liegen sie etwas hinter den führenden beiden zurück. Natürlicher getrockneter Schilddrüsenextrakt kann trotz niedrigerer durchschnittlicher Wirksamkeit für bestimmte Personen eine geeignete Option sein, erfordert jedoch sorgfältige Überwachung. Die geringere Wirksamkeitsbewertung von synthetischem T3 könnte auf verschiedene Faktoren wie Dosisempfindlichkeit und individuelle Patientenreaktionen zurückzuführen sein.

Ernährungsumstellung

Eine angepasste Ernährungsweise kann die Behandlung einer Schilddrüsenunterfunktion unterstützen, wobei der Fokus insbesondere auf der Jodzufuhr liegt. Jod ist essenziell für die Hormonproduktion der Schilddrüse [s87] [s88]. Allerdings reagieren manche Patienten, etwa bei Autoimmunerkrankungen wie hashimotothyreoiditis, empfindlich auf Jod. Eine überhöhte Jodaufnahme kann die Hypothyreose verschlimmern [s87]. Daher ist eine individuelle Abstimmung der Jodzufuhr mit dem Arzt wichtig. Jodreiche Lebensmittel wie Meeresfrüchte und jodiertes Speisesalz sollten mit Bedacht konsumiert und Jodpräparate nur nach ärztlicher Rücksprache eingenommen werden [s87] [s88]. Aktuelle Forschungsergebnisse deuten auf weitere Zusammenhänge zwischen Ernährung und Schilddrüsenfunktion hin [s89] [s90]. So könnte eine vegane Ernährung, trotz potenziellen Jodmangels, mit einem geringeren Hypothyreoserisiko verbunden sein, während eine lacto-ovo-vegetarische Ernährung das Risiko tendenziell erhöht [s89]. Weitere Studien sind notwendig, um diese Beobachtungen zu bestätigen und die genauen Mechanismen zu verstehen [s90]. Neben Jod und spezifischen Diätformen werden auch der Einfluss von Gluten, laktose und einzelnen Nahrungsmitteln wie Schwarzkümmel auf die Schilddrüsenfunktion untersucht [s90]. Die derzeitigen Erkenntnisse deuten darauf hin, dass eine individualisierte Ernährungsstrategie, die den Jodgehalt berücksichtigt und auf den jeweiligen Patienten abgestimmt ist, die Therapie einer Schilddrüsenunterfunktion sinnvoll ergänzen kann.

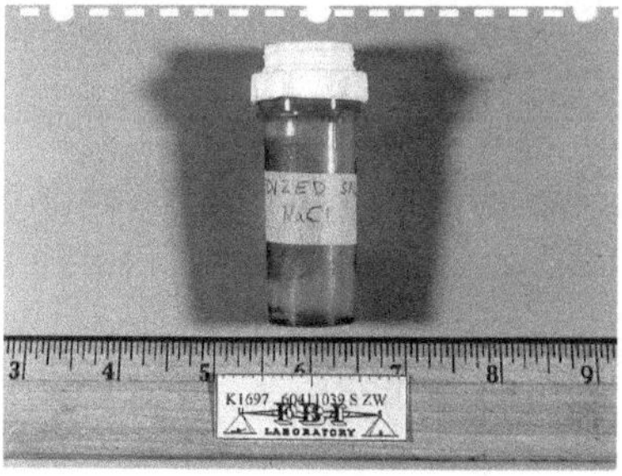

Speisesalz [i46]

Immunmodulation

Bei Autoimmunerkrankungen der Schilddrüse wie hashimotothyreoiditis steht die Immunmodulation im Fokus, da hier das Immunsystem fälschlicherweise die eigene Schilddrüse angreift. Durch gezielte Maßnahmen lässt sich diese fehlgeleitete Immunreaktion beeinflussen und so der Krankheitsverlauf positiv verändern [s91]. Ein Ansatzpunkt liegt in der Ernährung. So kann die gezielte Zufuhr bestimmter Nährstoffe dazu beitragen, Entzündungsreaktionen zu regulieren und die Schilddrüsenfunktion zu unterstützen [s91]. Eine Ernährungsumstellung, die den individuellen Bedürfnissen des Patienten angepasst ist, kann so die medikamentöse Therapie sinnvoll ergänzen. Studien deuten beispielsweise darauf hin, dass eine Reduktion entzündungsfördernder Lebensmittel und die Erhöhung des Anteils antientzündlich wirkender Nährstoffe positive Effekte auf den Krankheitsverlauf haben können. Denkbar ist hier eine Ernährung mit viel frischem Gemüse, Obst, hochwertigen Ölen und Proteinen, während stark verarbeitete Lebensmittel, Zucker und ungesunde Fette reduziert werden. Durch solche Ernährungsstrategien lässt sich nicht nur die Entzündungsaktivität beeinflussen, sondern auch die Reaktivität von Autoantikörpern, die bei Hashimoto eine zentrale Rolle spielen [s91]. Eine solche Ernährungsweise kann so dazu beitragen, die fortschreitende Zerstörung des Schilddrüsengewebes zu verlangsamen und die Lebensqualität der Betroffenen zu verbessern [s91]. Während die Immunmodulation durch Ernährung bei Autoimmunerkrankungen der Schilddrüse eine wichtige Rolle spielt, findet die Immuntherapie auch bei bestimmten Schilddrüsenkrebsarten Anwendung, insbesondere bei fortgeschrittenen Fällen von follikulären Zellkarzinomen und medullären Schilddrüsenkarzinomen [s92]. Hierbei kommen spezielle Medikamente zum Einsatz, die das Immunsystem aktivieren und so die Krebszellen bekämpfen.

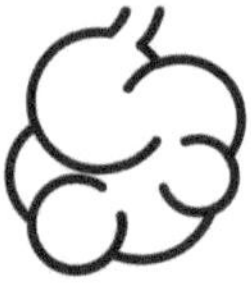

follikulären Zellkarzinomen

Follikuläre Zellkarzinome sind eine Art von Schilddrüsenkrebs, die in den follikulären Zellen der Schilddrüse entstehen. Eine Immuntherapie kann bei fortgeschrittenen Fällen in Betracht gezogen werden, um das Tumorwachstum zu kontrollieren.

medullären Schilddrüsenkarzinomen

Medulläre Schilddrüsenkarzinome sind eine seltene Form von Schilddrüsenkrebs, die in den C-Zellen der Schilddrüse entsteht. Eine Immuntherapie kann bei fortgeschrittenen Fällen eingesetzt werden, um das Fortschreiten der Erkrankung zu verlangsamen.

Immunparameter-Änderungen während der immunmodulatorischen Therapie

Veranschaulicht die theoretische Auswirkung der immunmodulatorischen Therapie auf wichtige Immunparameter bei Hypothyreose.

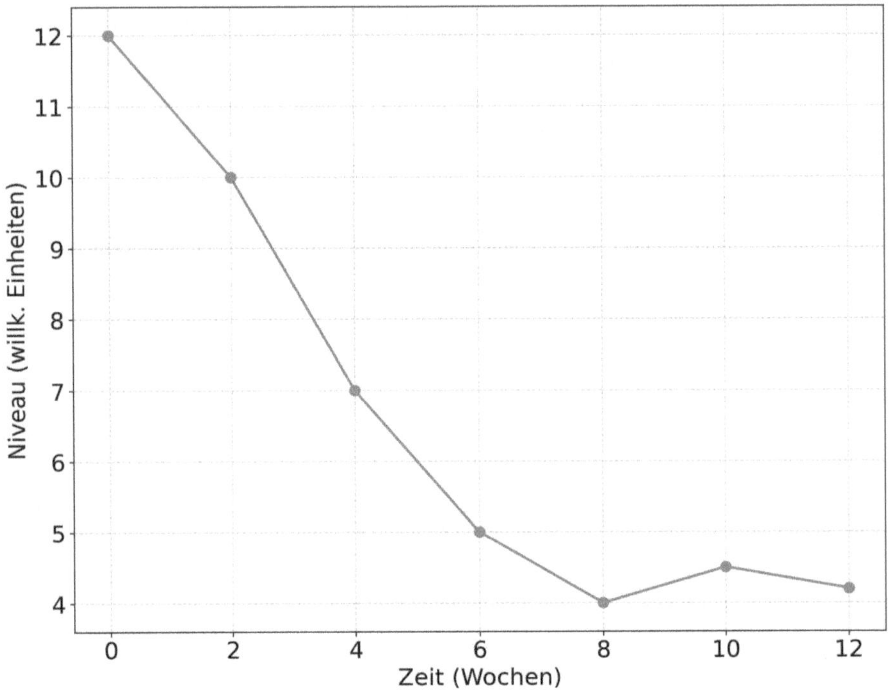

Der Graph zeigt eine mögliche positive Reaktion auf die Therapie, wobei sich die TSH-Werte normalisieren und sich die Immunmarker in Richtung eines ausgewogenen Zustands verschieben. Während anfängliche Schwankungen auftreten können, deutet der Gesamttrend auf eine verbesserte Immunfunktion und Schilddrüsenhormonregulation im Laufe der Zeit hin. Dies unterstützt die potenziellen Vorteile der Immunmodulation als therapeutische Strategie bei Hypothyreose.

Konkrete Ratschläge

- Integrieren Sie die Akupressur in Ihren Alltag und stimulieren Sie Punkte wie den Dickdarm-4, der traditionell mit der Immunfunktion in Verbindung gebracht wird.
- Erlernen Sie autogenes Training, um gezielt auf die Durchblutung und Entspannung im Halsbereich einzuwirken und so die Schilddrüse zu unterstützen.
- Verbinden Sie die Einnahme Ihrer Schilddrüsenmedikamente mit einem positiven Ritual, um die Wirkung zu verstärken und die Therapie angenehmer zu gestalten.
- Probieren Sie die Klopfakupressur aus, um emotionale Blockaden, die die Schilddrüsenfunktion beeinflussen könnten, zu lösen.
- Entwickeln Sie eine positive Selbstgesprächsstrategie, um negative Gedankenmuster im Zusammenhang mit Ihrer Hashimoto-Thyreoiditis zu verändern.
- Schaffen Sie sich eine Wohlfühloase in Ihrem Zuhause, in der Sie entspannen und Stress abbauen können, um Ihr Immunsystem zu stärken.
- Experimentieren Sie mit verschiedenen Atemtechniken, um die Sauerstoffversorgung Ihrer Schilddrüse zu verbessern und Ihr Wohlbefinden zu steigern.
- Suchen Sie den Austausch mit anderen Betroffenen in Selbsthilfegruppen oder Online-Foren, um sich gegenseitig zu unterstützen und neue Impulse zu erhalten.
- Entdecken Sie die Welt der Düfte und nutzen Sie ätherische Öle wie Lavendel oder Bergamotte, um Ihre Stimmung zu heben und Ihr Wohlbefinden zu steigern.
- Geben Sie sich regelmäßig kleine Auszeiten im Alltag, um neue Energie zu tanken und Ihre Schilddrüse zu entlasten.

4. 3 Ganzheitliche Heilmethoden

Hashimoto-Thyreoiditis erfordert oft mehr als nur die Standardtherapie. Ganzheitliche Heilmethoden betrachten den Menschen als Einheit aus Körper, Geist und Seele und bieten so die Chance, die Ursachen und Symptome der Erkrankung umfassender anzugehen. Sie berücksichtigen neben der körperlichen Ebene auch die Auswirkungen von Stress, Ernährung und Lebensstil. Diese Verfahren können das Wohlbefinden steigern und die konventionelle Behandlung sinnvoll ergänzen. Entdecken Sie im Folgenden das Potential dieser vielversprechenden Ansätze.

> *Wahre Heilung bei Hashimoto und Schilddrüsenunterfunktion erfordert einen ganzheitlichen Ansatz, der Körper, Geist und Seele in Einklang bringt, indem Stress reduziert, die Ernährung optimiert und traditionelle Heilmethoden in Betracht gezogen werden.*

Traditionelle Heilverfahren

Traditionelle Heilverfahren bieten einen umfassenden Ansatz, der Körper, Geist und Seele einbezieht [s93]. Indigene Kulturen betrachten Gesundheit als untrennbar mit der Spiritualität verbunden und streben ein harmonisches Leben im Einklang mit der Natur an [s94]. Rituale und spirituelle Praktiken nutzen Symbolik, um bio-psycho-soziale-spirituelle Heilungsreaktionen anzuregen und das Gleichgewicht wiederherzustellen [s94]. Diese ganzheitliche Sichtweise spiegelt sich auch in anderen traditionellen Systemen wider, die das innere Gleichgewicht durch verschiedene Methoden wie Ernährungsumstellung, Bewegung und Meditation fördern [s93]. Unter anderem konzentrieren sich einige traditionelle Systeme auf das Gleichgewicht der Lebensenergie und wenden Techniken wie Akupunktur und Kräutermedizin an [s93]. Die Integration traditioneller Heilmethoden in moderne Gesundheitssysteme erfordert die Berücksichtigung kultureller Aspekte wie Zeremonien und traditioneller Bildung [s95]. Gleichzeitig ist es wichtig, die Unterschiede zwischen traditionellen und alternativen Heilmethoden klar zu definieren, um die Integrität beider Ansätze zu wahren [s95]. Die wachsende Popularität von Komplementärmedizin zeigt das zunehmende Interesse an ganzheitlichen Behandlungsansätzen [s93]. Dabei werden komplementäre Ansätze in Kombination mit der konventionellen Medizin angewendet, während alternative Ansätze diese ersetzen [s96]. Integrative Gesundheit verbindet beide Ansätze, um den Menschen ganzheitlich zu behandeln [s96]. Zu den komplementären Ansätzen gehören unter anderem ernährungsbezogene, psychologische und physische Praktiken wie Yoga, Akupunktur und Meditation, deren Wirksamkeit je nach Methode unterschiedlich gut erforscht ist [s96]. Natürliche Verbindungen, die in traditionellen Therapien verwendet werden, besitzen therapeutische Eigenschaften, darunter entzündungshemmende, antimikrobielle und zellstimulierende Wirkungen [s97]. Diese Eigenschaften werden in In-vitro- und In-vivo-

Studien untersucht, um ihre klinische Wirksamkeit zu bewerten [s97]. Für eine erfolgreiche Integration traditioneller Therapien in das Gesundheitssystem sind die Entwicklung guter Herstellungsverfahren und regulatorische Vorschriften unerlässlich [s97]. Aktuelle Entwicklungen zielen darauf ab, traditionelle Heilmittel mit modernen Produkten zu kombinieren, um die Vorteile beider Ansätze zu nutzen [s97]. So könnten beispielsweise Extrakte aus Heilpflanzen, die traditionell zur Wundheilung verwendet werden, in moderne Wundverbände integriert werden, um die Heilung zu fördern. Dabei ist weitere Forschung zur Sicherheit und zu Nebenwirkungen dieser Kombinationen notwendig [s98].

Gut zu wissen

Integrative Gesundheit

Integrative Gesundheit kombiniert konventionelle Medizin mit komplementären und alternativen Heilmethoden, um eine umfassende Behandlung von Schilddrüsenunterfunktion zu ermöglichen.

In-vivo-Studien

In-vivo-Studien untersuchen die Wirkung von Substanzen oder Therapien an lebenden Organismen, zum Beispiel die Wirkung von Heilpflanzen auf die Schilddrüsenfunktion bei Tieren oder Menschen.

Komplementärmedizin

Komplementärmedizin bezeichnet Behandlungsmethoden, die ergänzend zur Schulmedizin eingesetzt werden können, um die Schilddrüsenfunktion ganzheitlich zu unterstützen.

Kräutermedizin

Die Kräutermedizin nutzt die Heilkraft von Pflanzen, um die Schilddrüsenfunktion zu unterstützen und Symptome einer Unterfunktion zu lindern.

Traditionelle Heilverfahren

Traditionelle Heilverfahren bieten eine ganzheitliche Perspektive auf die Gesundheit und beziehen Körper, Geist und Seele in den Heilungsprozess mit ein. Sie können bei Schilddrüsenunterfunktion dazu beitragen, das Wohlbefinden zu steigern und die Selbstheilungskräfte zu aktivieren.

Effektivität ganzheitlicher Methoden

Wirksamkeit bei Schilddrüsenunterfunktion

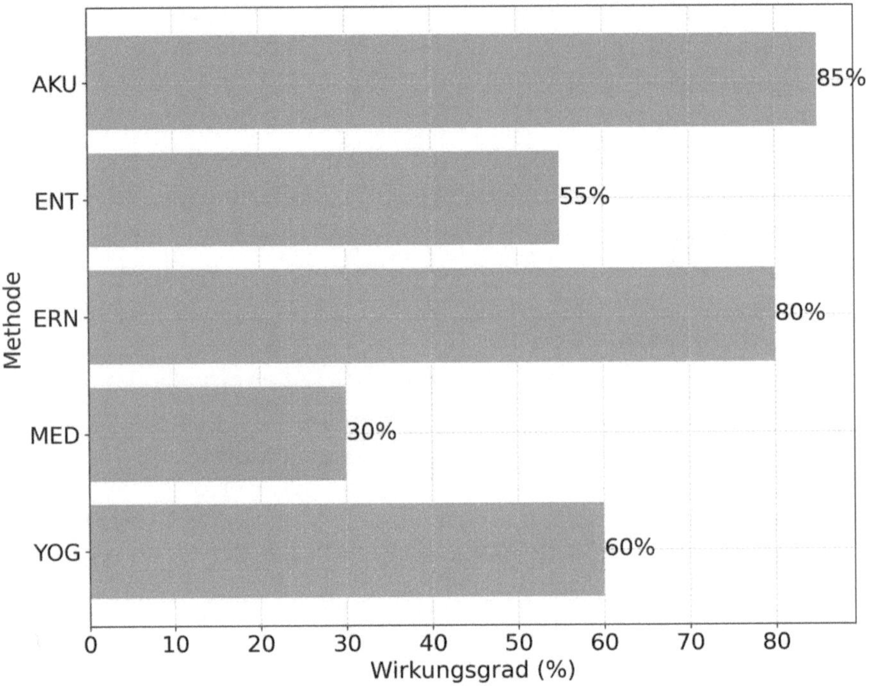

AKU: Akupunktur

ENT: Entspannungstechniken

ERN: Ernährungsumstellung

MED: Meditation

YOG: Yoga und Atemübungen

Das horizontale Balkendiagramm veranschaulicht die potenzielle Wirksamkeit verschiedener ganzheitlicher Methoden bei Schilddrüsenunterfunktion. Yoga und Ernährungsumstellung zeigen die höchste potenzielle Wirksamkeit, während Akupunktur und Meditation moderate positive Effekte aufweisen könnten. Entspannungstechniken zeigen die geringste potenzielle Wirksamkeit.

Mikronährstofftherapie

Die Mikronährstofftherapie bietet Möglichkeiten, die Schilddrüsenfunktion positiv zu beeinflussen, indem sie die Synthese und den Metabolismus von Schilddrüsenhormonen unterstützt [s99]. Neben der Hormonproduktion selbst können Mikronährstoffe auch die Gesundheit der Nebennieren stärken, was wiederum die Schilddrüsenfunktion verbessern kann [s100]. Eine kombinierte Unterstützung beider Organe kann zu spürbaren Verbesserungen der Schilddrüsensymptome und Laborwerte führen [s100]. Dabei geht es nicht nur um die reine Zufuhr einzelner Stoffe, sondern um ein komplexes Zusammenspiel verschiedener Mikronährstoffe. So sind z.B. Vitamin D und Melatonin relevant für den Erhalt der Schilddrüsenfunktion und die Regulierung von Entzündungen [s101]. Eine Ernährung, die reich an entzündungshemmenden Nährstoffen ist, kann dazu beitragen, Beschwerden zu lindern und das Wohlbefinden zu steigern [s101]. Gleichzeitig ist es ratsam, potenziell toxische Elemente und entzündungsfördernde Lebensmittel zu meiden, um die Schilddrüsengesundheit optimal zu fördern [s101]. Durch die gezielte Ergänzung bestimmter Mikronährstoffe lässt sich möglicherweise die benötigte Medikamentendosis reduzieren und die Schilddrüsenfunktion zusätzlich unterstützen [s101]. Jod, ein essentieller Nährstoff für die Bildung von Schilddrüsenhormonen, ist besonders in Phasen erhöhten Bedarfs, wie Schwangerschaft und Stillzeit, von Bedeutung [s102]. Ein Jodmangel kann die Hormonproduktion beeinträchtigen und die Bedürfnisse von Mutter und Kind nicht ausreichend decken [s102]. Jodpräparate können zwar das Risiko einer Jodunterversorgung in diesen Phasen senken, bergen aber auch potenzielle Risiken, die sorgfältig gegen die Vorteile abgewogen werden müssen [s102]. Die Mikronährstofftherapie sollte daher immer individuell auf die Bedürfnisse des Patienten abgestimmt sein, um optimale Ergebnisse zu erzielen und mögliche Risiken zu minimieren. Eine solche personalisierte Therapie berücksichtigt nicht nur die

Schilddrüsenfunktion, sondern auch den allgemeinen Gesundheitszustand und das individuelle Wohlbefinden [s103].

Gut zu wissen

Entzündungsfördernde Lebensmittel

Entzündungsfördernde Lebensmittel können chronische Entzündungen im Körper verstärken, die die Schilddrüsenfunktion beeinträchtigen können. Ihre Reduzierung kann die Schilddrüsengesundheit unterstützen.

Metabolismus

Der Metabolismus, auch Stoffwechsel genannt, bezeichnet alle biochemischen Vorgänge im Körper, die zur Energiegewinnung, zum Aufbau und Abbau von Stoffen sowie zur Aufrechterhaltung der Körperfunktionen dienen. Ein gut funktionierender Stoffwechsel ist wichtig für die Schilddrüsengesundheit.

Mikronährstofftherapie

Die Mikronährstofftherapie kann helfen, Nährstoffdefizite auszugleichen, die die Schilddrüsenfunktion beeinträchtigen können. Sie konzentriert sich auf die individuelle Anpassung der Nährstoffzufuhr, um den Körper optimal zu unterstützen und das allgemeine Wohlbefinden zu verbessern.

Toxische Elemente

Toxische Elemente wie Schwermetalle können die Schilddrüsenfunktion stören und Entzündungen fördern. Ihre Vermeidung ist wichtig für die Schilddrüsengesundheit.

Wichtige Mikronährstoffe für die Schilddrüsengesundheit

Mikronährstoffverteilung zur Unterstützung der Schilddrüse.

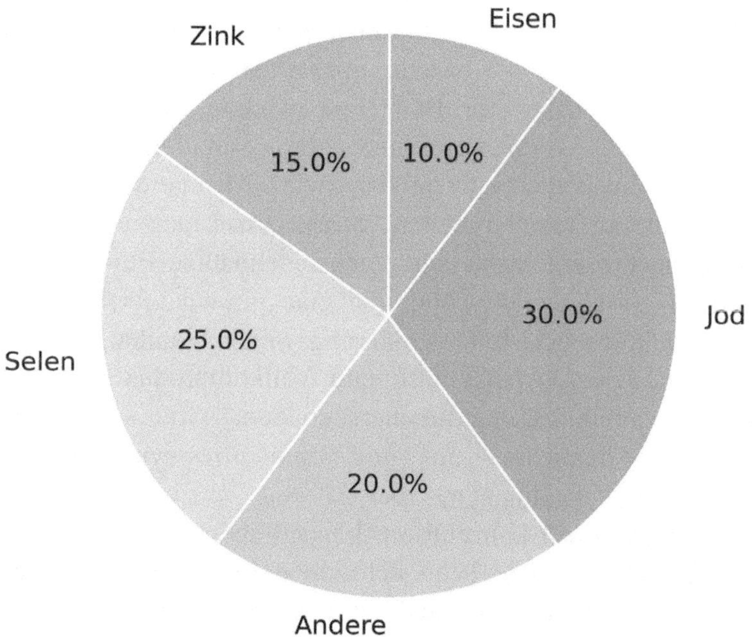

AND: Andere Mikronährstoffe (Vit. A, B-Vitamine, etc.)

EIS: Eisen

JOD: Jod

SEL: Selen

ZIN: Zink

Diese Grafik zeigt die relative Bedeutung verschiedener Mikronährstoffe für die Unterstützung der Schilddrüsenfunktion. Während Jod eine entscheidende Rolle spielt, ist eine optimale Schilddrüsengesundheit auch auf ausreichende Mengen an Selen, Zink und Eisen angewiesen. Die Behebung von Mängeln in diesen Bereichen kann zu einer verbesserten Schilddrüsenhormonproduktion und -verwertung beitragen.

Stressreduktion

Stress beeinflusst das neuroendokrine System und kann die Schilddrüsenfunktion beeinträchtigen. Chronischer Stress führt zur Ausschüttung von Cortisol, welches den Hormonhaushalt und das Immunsystem beeinflusst. [s104] Bei bestehender Schilddrüsenunterfunktion kann Stress die Symptome, wie Müdigkeit und Konzentrationsschwierigkeiten, verstärken. Stressreduktion ist daher für Betroffene wichtig, um das allgemeine Wohlbefinden zu verbessern und die Schilddrüsentherapie zu unterstützen. Entspannungstechniken wie Meditation, Yoga oder autogenes Training können helfen, Stress abzubauen und das innere Gleichgewicht wiederherzustellen. Auch regelmäßige Bewegung an der frischen Luft, ausreichend Schlaf und eine gesunde Ernährung tragen zur Stressreduktion bei. Eine Ernährung mit entzündungshemmenden Lebensmitteln, wie Obst, Gemüse und Vollkornprodukten, unterstützt nicht nur die Schilddrüsengesundheit, sondern wirkt sich positiv auf den gesamten Organismus aus und kann Stresssymptome lindern. [s104] Achtsamkeitsübungen, bei denen man sich auf den gegenwärtigen Moment konzentriert, können ebenfalls helfen, Stress im Alltag zu bewältigen. Wie beim achtsamen Essen, bei dem man sich ganz auf den Geschmack und die Textur der Nahrung konzentriert, statt nebenbei fernzusehen oder am Handy zu spielen, lernt man, im Hier und Jetzt zu sein und Stressfaktoren bewusster wahrzunehmen. So kann man rechtzeitig gegensteuern und Stresssituationen vermeiden oder besser bewältigen.

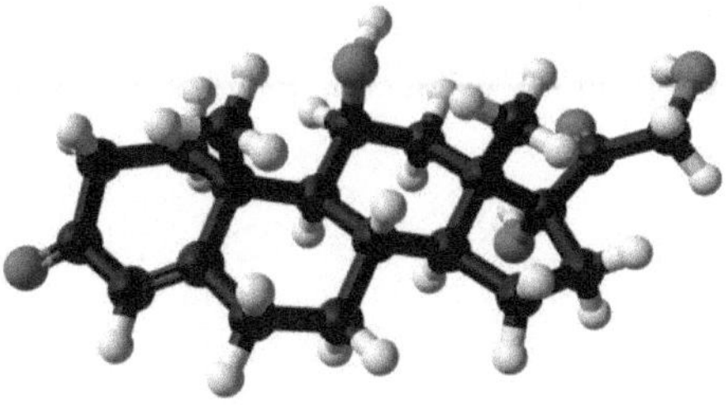

Cortisol [i47]

Gut zu wissen

Achtsamkeitsübungen

Achtsamkeitsübungen sind Methoden, die die bewusste Wahrnehmung des gegenwärtigen Moments fördern, ohne zu bewerten. Sie helfen, Stress zu reduzieren, Emotionen besser zu regulieren und die Körperwahrnehmung zu verbessern. Bei Schilddrüsenunterfunktion können Achtsamkeitsübungen dazu beitragen, mit den Symptomen besser umzugehen und die Lebensqualität zu steigern.

Neuroendokrines System

Das neuroendokrine System umfasst die komplexe Wechselwirkung zwischen Nervensystem und Hormonsystem, die für die Regulation verschiedener Körperfunktionen, einschließlich der Schilddrüsenfunktion, entscheidend ist. Eine Dysfunktion dieses Systems kann zu hormonellen Ungleichgewichten und damit verbundenen Symptomen führen.

Wirksamkeit von Stressreduktionstechniken zur Unterstützung bei Schilddrüsenunterfunktion

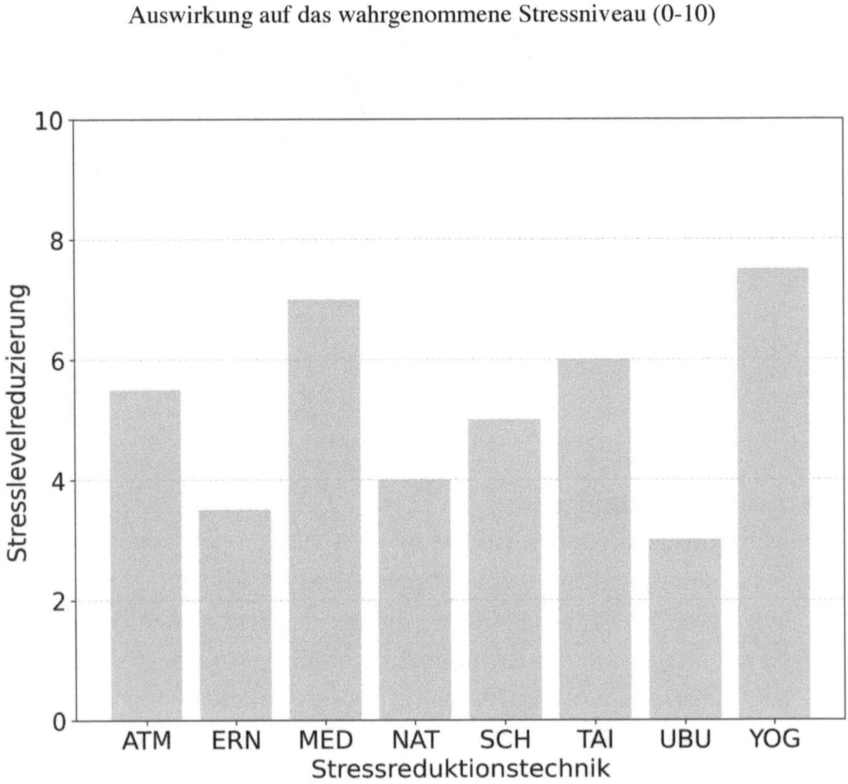

ATM: Atemübungen

ERN: Regelmäßige Bewegung

MED: Meditation

NAT: Naturspaziergang

SCH: Ausreichend Schlaf

TAI: Tai Chi

UBU: Gesunde Ernährung

YOG: Yoga

Körper-Geist-Praktiken wie Yoga und Meditation zeigen die größte Wirkung auf die Stressreduktion und bieten möglicherweise wertvolle Unterstützung für Menschen mit Schilddrüsenunterfunktion. Während gesunde Ernährung und regelmäßige Bewegung positiv beitragen, scheint ihre Auswirkung auf den wahrgenommenen Stress weniger ausgeprägt. Diese Erkenntnisse legen nahe, Körper-Geist-Interventionen für ein umfassendes Management der Schilddrüsenunterfunktion zu priorisieren.

Konkrete Ratschläge

- Entwickeln Sie ein persönliches Symbol, das für Ihre Schilddrüsengesundheit steht und integrieren Sie es in Ihren Alltag, zum Beispiel als Schmuckstück oder kleines Bild am Arbeitsplatz.
- Schaffen Sie sich einen "Kraftort" in der Natur, an dem Sie regelmäßig Ihre innere Ruhe finden und die Verbindung zu Ihrer Schilddrüse stärken.
- Führen Sie ein Dankbarkeitstagebuch und notieren Sie täglich drei Dinge, für die Sie in Bezug auf Ihre Schilddrüsengesundheit dankbar sind.
- Entwickeln Sie eine positive Visualisierung, in der Sie Ihre Schilddrüse als starkes, gesundes Organ sehen und spüren Sie die positive Energie, die von ihr ausgeht.
- Erlernen Sie eine neue Entspannungstechnik wie progressive Muskelentspannung oder Qi Gong, um Stress abzubauen und Ihre Schilddrüse zu unterstützen.
- Integrieren Sie kleine Bewegungsrituale in Ihren Alltag, wie zum Beispiel das bewusste Strecken und Dehnen am Morgen oder kurze Yoga-Übungen zwischendurch.
- Experimentieren Sie mit verschiedenen Teesorten wie Kamille, Melisse oder Ingwertee und finden Sie heraus, welche Teesorten Ihnen guttun und Ihr Wohlbefinden steigern.
- Bereiten Sie sich ein entspannendes Fußbad mit ätherischen Ölen und Meersalz zu und visualisieren Sie dabei, wie die wohltuende Wärme Ihre Schilddrüse erreicht.
- Nehmen Sie sich bewusst Zeit für Ihre Hobbys und Aktivitäten, die Ihnen Freude bereiten und Ihre Seele nähren.

Rückblick - 4. Hashimoto-Thyreoiditis

Hashimoto-Thyreoiditis, eine Autoimmunerkrankung der Schilddrüse, stellt Betroffene vor vielfältige Herausforderungen. Die Entzündungsprozesse, die dieser Erkrankung zugrunde liegen, greifen das Schilddrüsengewebe an und stören die Hormonproduktion. Dies kann zu einer Vielzahl von Symptomen führen, von Müdigkeit und Gewichtszunahme bis hin zu Stimmungsschwankungen und Konzentrationsproblemen. Ein ganzheitlicher Ansatz, der sowohl konventionelle medizinische Behandlungen als auch natürliche Heilmethoden berücksichtigt, kann Ihnen helfen, Ihre Schilddrüsengesundheit wiederzuerlangen und Ihr Wohlbefinden zu steigern. Der Weg zur Genesung erfordert Engagement und Geduld, aber mit den richtigen Strategien können Sie die Kontrolle über Ihre Gesundheit zurückgewinnen.

Die medikamentöse Behandlung mit Levothyroxin ist oft der erste Schritt, um den Hormonmangel auszugleichen. Finden Sie gemeinsam mit Ihrem Arzt die optimale Dosierung und lassen Sie Ihre Schilddrüsenwerte regelmäßig kontrollieren. Beachten Sie dabei, dass verschiedene Faktoren wie Schwangerschaft, andere Medikamente oder Erkrankungen die benötigte Dosis beeinflussen können. Zusätzlich zur medikamentösen Therapie können Sie Ihre Schilddrüsengesundheit durch eine gezielte Ernährungsumstellung unterstützen. Achten Sie auf eine ausreichende, aber nicht übermäßige Jodzufuhr und besprechen Sie mit Ihrem Arzt, ob eine individuelle Anpassung Ihrer Ernährung, beispielsweise in Bezug auf Gluten oder Laktose, für Sie sinnvoll sein könnte. Experimentieren Sie mit verschiedenen Lebensmitteln und beobachten Sie, wie Ihr Körper reagiert. Führen Sie gegebenenfalls ein Ernährungstagebuch, um Zusammenhänge zwischen Ihrer Ernährung und Ihrem Wohlbefinden zu erkennen.

Neben der Ernährung spielt auch die Immunmodulation eine wichtige Rolle bei der Behandlung von Hashimoto. Entzündungsfördernde Lebensmittel sollten Sie reduzieren und stattdessen auf eine Ernährung mit viel frischem Gemüse, Obst und hochwertigen Proteinen setzen. Auch Mikronährstoffe wie Vitamin D, Selen und Zink können die Schilddrüsenfunktion unterstützen und das Immunsystem stärken. Besprechen Sie mit Ihrem Arzt oder einem Ernährungsberater, ob eine zusätzliche Einnahme von Mikronährstoffen für Sie empfehlenswert ist. Bedenken Sie, dass eine ausgewogene Nährstoffversorgung die Basis für ein gesundes Immunsystem und eine optimale Schilddrüsenfunktion bildet.

Da Stress die Schilddrüsenfunktion negativ beeinflussen kann, sollten Sie Strategien zur Stressbewältigung in Ihren Alltag integrieren. Entspannungstechniken wie Yoga, Meditation oder Achtsamkeitsübungen können Ihnen helfen, Stress abzubauen und Ihr inneres Gleichgewicht wiederzufinden. Auch regelmäßige Bewegung an der frischen Luft und ausreichend Schlaf sind wichtige Faktoren für Ihr Wohlbefinden. Finden Sie heraus, welche Methoden Ihnen am besten helfen, Stress zu reduzieren und integrieren Sie diese regelmäßig in Ihren Tagesablauf. Scheuen Sie sich nicht, verschiedene Techniken auszuprobieren und Ihre persönliche Wohlfühlroutine zu entwickeln.

Der Weg zu einer verbesserten Schilddrüsengesundheit bei Hashimoto erfordert Zeit, Geduld und eine individuelle Herangehensweise. Seien Sie offen für verschiedene Behandlungsmethoden und arbeiten Sie eng mit Ihrem Arzt zusammen, um die für Sie optimale Strategie zu finden. Hören Sie auf Ihren Körper und passen Sie Ihre Therapie bei Bedarf an. Mit dem richtigen Ansatz und einer positiven Einstellung können Sie Ihre Symptome effektiv managen, Ihre Lebensqualität verbessern und ein erfülltes Leben führen.

5. Begleitende Maßnahmen

Wer an einer Schilddrüsenunterfunktion leidet, kennt die vielen Herausforderungen im Alltag. Die Behandlung erfordert mehr als nur Medikamente - sie umfasst den gesamten Lebensstil. Neben der medizinischen Therapie existieren zahlreiche Möglichkeiten, den Heilungsprozess aktiv zu unterstützen. Ein ganzheitlicher Ansatz berücksichtigt dabei Ernährung, Bewegung und mentale Balance. In diesem Kapitel entdecken Sie wirksame Strategien, die Ihre Gesundheit nachhaltig stärken können.

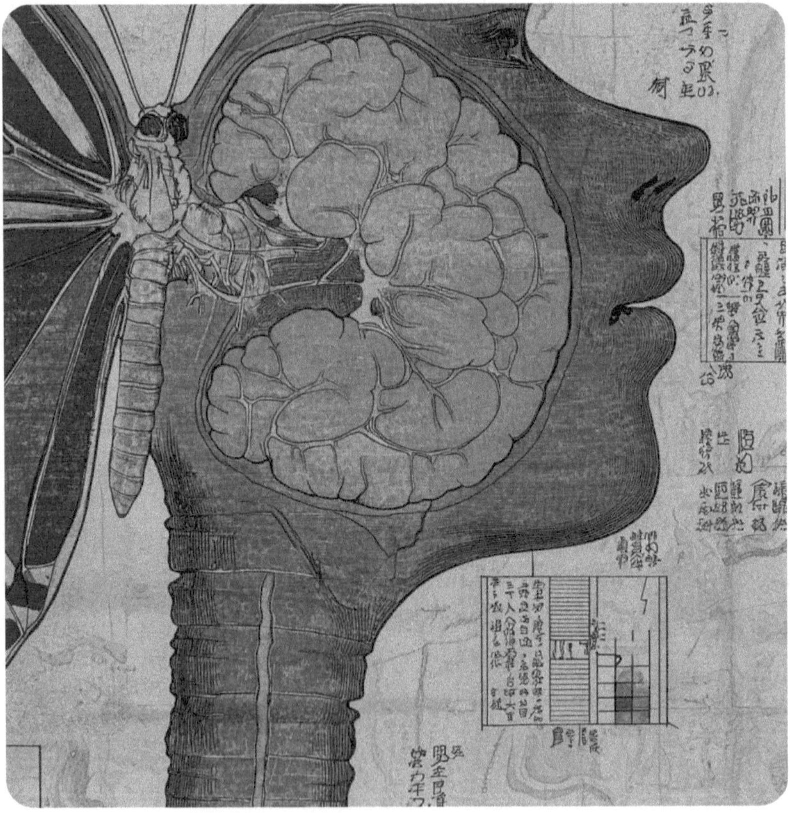

5. 1 Gewichtsmanagement

Gewichtsmanagement bei Schilddrüsenunterfunktion stellt besondere Herausforderungen. Der verlangsamte Stoffwechsel erschwert die Gewichtsabnahme und erfordert Strategien, die über reine Kalorienreduktion hinausgehen. Bewegung, Ernährung und die Analyse der eigenen Gewohnheiten spielen eine entscheidende Rolle. Ein Ernährungs- und Bewegungsprotokoll hilft, individuelle Zusammenhänge zwischen Ernährung, Aktivitätslevel und körperlichem Befinden zu erkennen. Die Optimierung der Makronährstoffzusammensetzung und die Anpassung des Trainingsplans an die persönlichen Bedürfnisse sind dabei wichtige Schritte. Entdecken Sie im Folgenden, wie Sie durch gezielte Maßnahmen Ihr Gewicht effektiv managen und Ihre Lebensqualität nachhaltig steigern können.

Eine Kombination aus kohlenhydratreduzierter Ernährung, regelmäßiger Bewegung und detaillierter Dokumentation der Essgewohnheiten durch ein Ernährungsprotokoll bietet eine effektive Strategie für ein nachhaltiges Gewichtsmanagement bei Schilddrüsenunterfunktion.

Stoffwechseloptimierung

Eine Schilddrüsenunterfunktion kann den Stoffwechsel verlangsamen und Gewichtsverlust erschweren. Die Optimierung des Stoffwechsels erfordert daher individuelle Strategien, die über eine reine Kalorienreduktion hinausgehen. Während eine konstante Kalorienzufuhr und regelmäßige Bewegung wichtig sind, zeigt die Forschung, dass die Zusammensetzung der Makronährstoffe einen erheblichen Einfluss auf den Gewichtsverlust haben kann [s105]. Eine Studie belegt, dass eine kohlenhydratarme Ernährung zu einem deutlich höheren Gewichtsverlust führte als eine kohlenhydratreiche Ernährung, obwohl die Kalorienzufuhr und die körperliche Aktivität in beiden Gruppen gleich waren [s105]. Die Teilnehmer der kohlenhydratarmen Gruppe verloren durchschnittlich 2,9 kg, verglichen mit nur 0,4 kg in der kohlenhydratreichen Gruppe [s105]. Dies deutet darauf hin, dass metabolische Anpassungen, möglicherweise beeinflusst durch die Hormone Triiodthyronin (T3) und Thyroxin (T4), eine entscheidende Rolle spielen und weiter erforscht werden sollten [s105]. Ein Ansatz zur Stoffwechseloptimierung könnte daher eine Ernährungsumstellung auf eine kohlenhydratreduzierte Kost sein. Die ketogene Diät (KD), die auf einer drastischen Reduktion der Kohlenhydrate basiert, wird als vielversprechender Ansatz zur Verbesserung der insulinempfindlichkeit und Gewichtsreduktion diskutiert [s106]. Durch die reduzierte Kohlenhydrataufnahme sinkt der Insulinspiegel, was die Insulinempfindlichkeit verbessert und die Lipolyse (Fettverbrennung) fördert [s106]. Zusätzlich kann die KD positive Auswirkungen auf das Lipidprofil haben,

indem sie Triglyceride senkt und das HDL-Cholesterin erhöht [s106]. Die Verwendung von Schilddrüsenhormonen wie T3 zur Gewichtsreduktion, wie sie in manchen Kreisen, zum Beispiel im Bodybuilding zur Vorbereitung auf Wettkämpfe praktiziert wird, ist jedoch nicht empfehlenswert [s107]. Obwohl T3 den Stoffwechsel ankurbeln kann, gibt es keine ausreichenden Belege für die Wirksamkeit in therapeutischen Dosen zur Gewichtsabnahme [s107]. Im Gegenteil, überhöhte Dosen bergen gesundheitliche Risiken, unter anderem für die Knochengesundheit und das Herz-Kreislauf-System [s107]. Die Kombination von T3 mit anderen Substanzen, um angebliche Synergieeffekte zu erzielen, ist ebenfalls nicht durch klinische Studien belegt und daher nicht ratsam [s107].

Gut zu wissen

Metabolische Anpassungen

Veränderungen im Stoffwechsel des Körpers als Reaktion auf äußere Einflüsse wie Ernährung oder Medikamente. Bei einer Schilddrüsenunterfunktion können diese Anpassungen den Gewichtsverlust erschweren. Eine gezielte Ernährungsumstellung kann dazu beitragen, den Stoffwechsel positiv zu beeinflussen und die Gewichtsregulation zu verbessern.

Kohlenhydratarme Ernährung

Eine Ernährungsweise, die den Konsum von Kohlenhydraten reduziert und den Fokus auf Proteine und gesunde Fette legt. Bei einer Schilddrüsenunterfunktion kann diese Ernährungsform helfen, den Blutzuckerspiegel zu stabilisieren und die Gewichtsabnahme zu fördern, da sie den Körper dazu anregt, Fett als Energiequelle zu nutzen.

Makronährstoffe

Wichtige Nährstoffe, die der Körper in größeren Mengen benötigt, um Energie zu gewinnen und Körperfunktionen aufrechtzuerhalten. Sie spielen eine entscheidende Rolle bei der Gewichtsregulation, insbesondere bei einer Schilddrüsenunterfunktion. Eine angepasste Makronährstoffverteilung kann den Stoffwechsel positiv beeinflussen und die Gewichtsabnahme unterstützen.

Stoffwechselrate und Gewichtsveränderung

Korrelation zwischen Stoffwechselrate und Gewichtsverlust über die Zeit mit Lebensstiländerungen.

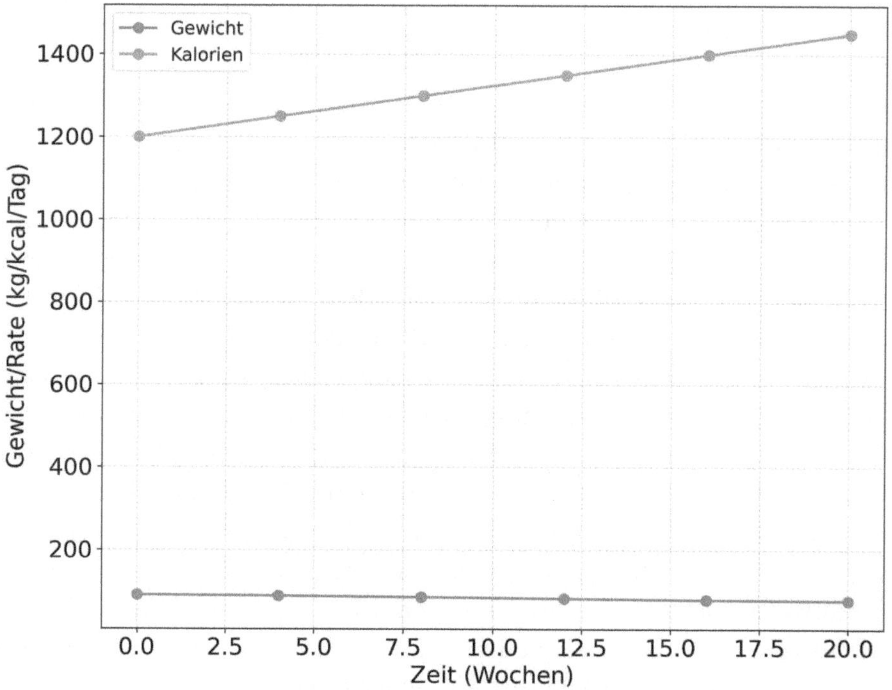

Der Graph zeigt eine positive Korrelation zwischen erhöhter Stoffwechselrate und Gewichtsverlust. Während Lebensstilinterventionen die Stoffwechselfunktion verbessern, nimmt das Gewicht allmählich ab. Dies deutet darauf hin, dass die Konzentration auf ganzheitliche Ansätze zur Verbesserung der Stoffwechselgesundheit eine effektive Strategie für das Gewichtsmanagement sein kann, insbesondere im Zusammenhang mit Schilddrüsenerkrankungen.

Bewegungsprogramme

Körperliche Aktivität ist ein wichtiger Faktor für das Gewichtsmanagement bei einer Schilddrüsenunterfunktion. Bewegung steigert den Energieverbrauch und kann so den verlangsamten Stoffwechsel teilweise kompensieren [s108]. Auch wenn umfassende Studien zur Bewegungstherapie bei Schilddrüsenunterfunktion noch ausstehen, belegen Daten aus der Allgemeinbevölkerung, dass sie – allein oder mit Ernährungsumstellungen kombiniert – die Gewichtsreduktion fördert und das Risiko für Herz-Kreislauf-Erkrankungen sowie Diabetes senkt [s108]. Ein Trainingsplan sollte dabei sowohl Ausdauer- als auch Kraftsport berücksichtigen. Ausdauertraining, wie zügiges Gehen, Schwimmen oder Radfahren, verbrennt Kalorien und verbessert die kardiovaskuläre Fitness. Kraftsport, mit Hanteln oder dem eigenen Körpergewicht, baut Muskelmasse auf. Mehr Muskelmasse erhöht den Grundumsatz, also die Energiemenge, die der Körper im Ruhezustand verbraucht. Ein Beispiel für einen ausgewogenen Trainingsplan könnte drei Einheiten Ausdauertraining pro Woche à 30 Minuten und zwei Einheiten Kraftsport beinhalten, wobei alle großen Muskelgruppen trainiert werden. Die Intensität und Dauer des Trainings sollten an die individuellen Voraussetzungen und den Gesundheitszustand angepasst werden. Es ist ratsam, langsam zu beginnen und die Belastung schrittweise zu steigern. So lässt sich Überlastung und Demotivation vorbeugen. Bewegungsprogramme können auch positive Effekte auf stoffwechselstoerungen und reproduktive Probleme haben, die mit einer Schilddrüsenunterfunktion einhergehen können [s108]. Insgesamt trägt regelmäßige körperliche Aktivität nicht nur zum Gewichtsmanagement bei, sondern verbessert auch das allgemeine Wohlbefinden und die Lebensqualität.

Gut zu wissen

Kardiovaskuläre Fitness

Die kardiovaskuläre Fitness beschreibt die Fähigkeit des Herzens und der Blutgefäße, den Körper während körperlicher Aktivität mit Sauerstoff zu versorgen. Eine verbesserte kardiovaskuläre Fitness kann bei Schilddrüsenunterfunktion helfen, den Stoffwechsel anzukurbeln und die Gewichtsabnahme zu unterstützen.

Reproduktive Probleme

Eine Schilddrüsenunterfunktion kann sich negativ auf die Fruchtbarkeit und den Hormonhaushalt auswirken und zu reproduktiven Problemen führen. Regelmäßige Bewegung kann den Hormonhaushalt stabilisieren und so die reproduktive Gesundheit positiv beeinflussen.

Trainingseffektivität für Gewichtsmanagement bei Schilddrüsenunterfunktion

Auswirkungen verschiedener Übungen auf die Gewichtsabnahme

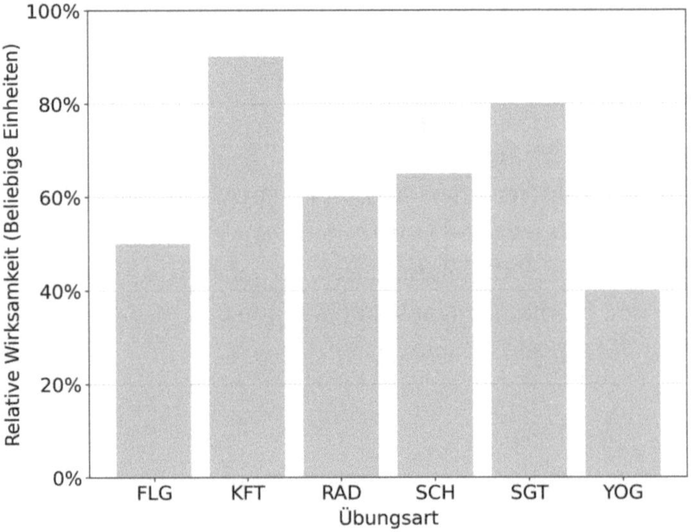

FLG: Flottes Gehen

KFT: Hochintensives Intervalltraining

RAD: Radfahren

SCH: Schwimmen

SGT: Krafttraining

YOG: Yoga

Während alle Formen von Bewegung zur allgemeinen Gesundheit beitragen, deuten diese Daten darauf hin, dass hochintensive Aktivitäten wie HIIT und Krafttraining besonders effektiv für das Gewichtsmanagement bei Personen mit Schilddrüsenunterfunktion sein können, möglicherweise aufgrund ihrer positiven Auswirkungen auf den Stoffwechsel und die Muskelmasse. Übungen mit mittlerer Intensität wie flottes Gehen und Radfahren bieten ebenfalls Vorteile, wenn auch möglicherweise in einem langsameren Tempo. Für optimale Ergebnisse wird die Einbindung verschiedener Übungen empfohlen.

Ernährungsprotokoll

Ein Ernährungsprotokoll hilft, Essgewohnheiten zu analysieren und bietet eine Grundlage für Veränderungen im Rahmen des Gewichtsmanagements bei Schilddrüsenunterfunktion. Es dokumentiert nicht nur _was_ gegessen wird, sondern auch _wann_, _wie viel_ und unter _welchen Umständen_. Diese Informationen sind wertvoll, um Zusammenhänge zwischen Ernährung, Stimmungslage, Aktivitätslevel und körperlichem Befinden zu erkennen. So kann ein Protokoll beispielsweise aufdecken, ob Heißhungerattacken mit bestimmten Tageszeiten oder emotionalen Zuständen korrelieren. Die Dokumentation der Nahrungsaufnahme kann handschriftlich in einem Tagebuch oder mithilfe von Apps erfolgen [s109]. Letztere bieten oft eine automatisierte Nährwertanalyse, die den Überblick über die Makronährstoffverteilung erleichtert. Neben der Ernährung sollte auch die körperliche Aktivität erfasst werden, sei es durch Aktivitätstracker oder durch Notizen zur Art, Dauer und Intensität der Bewegung [s109]. Ein vollständiges Bild der täglichen Routine entsteht, wenn zusätzlich Faktoren wie Schlaf, Stresslevel und Medikamenteneinnahme protokolliert werden. Die gesammelten Daten dienen als Basis für individuelle Anpassungen der Ernährungs- und Bewegungsstrategie. So kann die Auswertung des Protokolls aufzeigen, ob die Kalorienzufuhr dem tatsächlichen Energiebedarf entspricht und

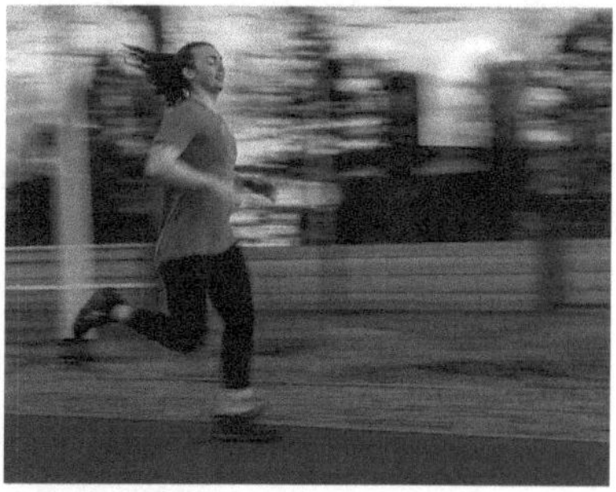

Aktivitätstracker [i48]

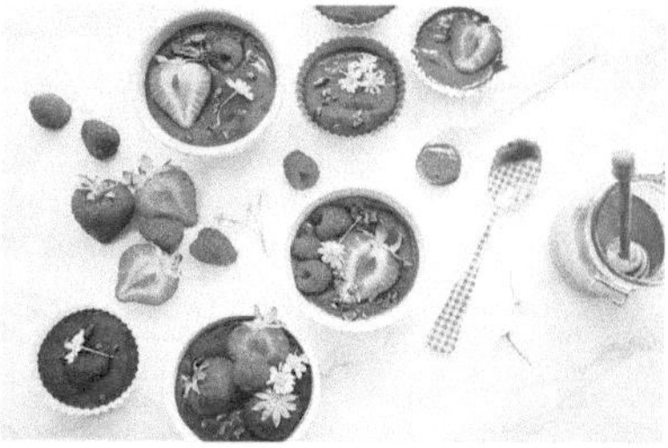

Heißhunger [i49]

ob die Makronährstoffzusammensetzung – also das Verhältnis von Kohlenhydraten, Proteinen und Fetten – im Hinblick auf die individuellen Stoffwechselbedürfnisse optimiert ist. Ein Ernährungsprotokoll ist somit ein Werkzeug zur Selbstbeobachtung und -reflexion und unterstützt die Entwicklung nachhaltiger Gewohnheiten, die über eine reine Gewichtsreduktion hinaus zu einem verbesserten Wohlbefinden beitragen. Eine Gewichtsabnahme von 5-10 % kann bereits positive Auswirkungen auf die Gesundheit haben, wie eine Verringerung des Risikos für Typ-2-Diabetes und eine Verbesserung kardiometabolischer Risikofaktoren [s110].

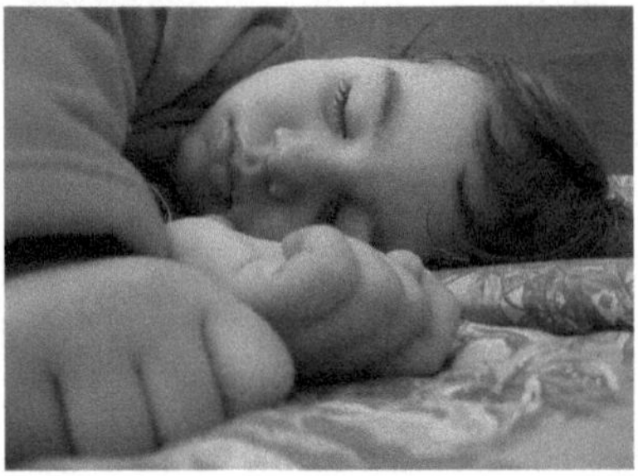

Schlaf [i50]

Gut zu wissen

Ernährungsprotokoll

Ein detailliertes Ernährungsprotokoll kann helfen, die Ursachen für Gewichtsprobleme bei Schilddrüsenunterfunktion zu identifizieren, indem es Essgewohnheiten, Bewegung und andere Faktoren dokumentiert. Es dient als Grundlage für eine personalisierte Ernährungsstrategie und unterstützt die Gewichtskontrolle.

Kardiometabolische Risikofaktoren

Kardiometabolische Risikofaktoren sind Faktoren, die das Risiko für Herzkreislauferkrankungen und Stoffwechselstörungen wie Typ-2-Diabetes erhöhen. Eine Gewichtsabnahme kann diese Risikofaktoren positiv beeinflussen und die Herzgesundheit verbessern, besonders bei Schilddrüsenunterfunktion.

Makronährstoff

Makronährstoffe wie Kohlenhydrate, Proteine und Fette liefern Energie und sind essentiell für den Körper. Bei einer Schilddrüsenunterfunktion kann die richtige Balance dieser Nährstoffe die Gewichtsregulation unterstützen und den Stoffwechsel optimieren.

Makronährstoffverteilung für die Schilddrüsengesundheit

Optimale Makronährstoffverhältnisse zur Unterstützung der Schilddrüse.

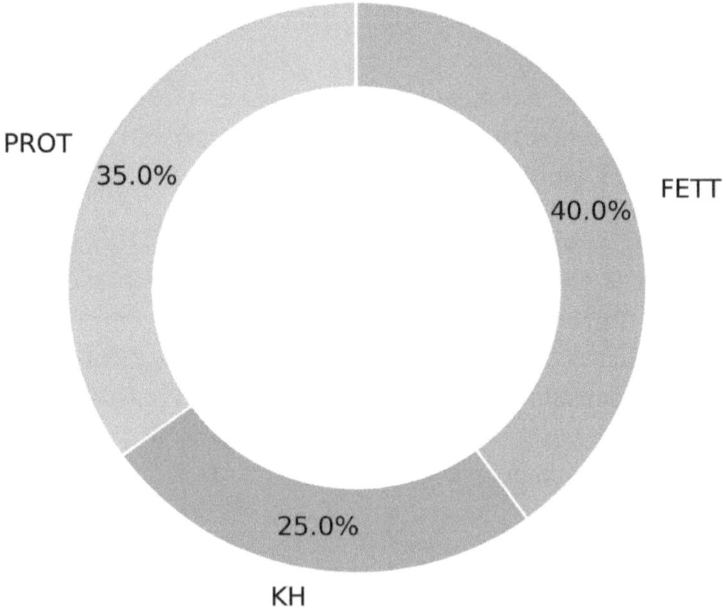

- FETT: Gesunde Fette (40%)
- KH: Kohlenhydrate (25%)
- PROT: Protein (35%)

Diese Grafik betont einen ausgewogenen Ansatz für Makronährstoffe, wobei Protein und gesunde Fette priorisiert und Kohlenhydrate moderiert werden, um eine optimale Schilddrüsenfunktion und Gewichtskontrolle zu unterstützen. Die Betonung von Protein unterstützt die Sättigung und Muskelerhaltung, die für einen gesunden Stoffwechsel entscheidend sind. Die höhere Fettaufnahme unterstützt die Hormonproduktion und Nährstoffaufnahme, während eine moderate Kohlenhydrataufnahme hilft, den Blutzuckerspiegel und die Energie zu regulieren. Diese Balance ist der Schlüssel für das allgemeine Wohlbefinden, besonders im Hinblick auf die Schilddrüsengesundheit.

Konkrete Ratschläge

- Tragen Sie eine Woche lang Ihre Lieblingskleidung. Reflektieren Sie anschließend, wie sich Ihr Körpergefühl auf Ihr Essverhalten ausgewirkt hat.
- Verändern Sie Ihr Ess-Umfeld: Essen Sie beispielsweise eine Woche lang im Stehen und beobachten Sie, wie sich Ihr Sättigungsgefühl verändert.
- Entwickeln Sie ein "Belohnungsessen" für sportliche Erfolge, das gleichzeitig Ihre Schilddrüse optimal mit Nährstoffen versorgt.
- Essen Sie jeden Bissen einer Mahlzeit mit einem anderen Besteckteil und beobachten Sie, wie sich das auf Ihre Essgeschwindigkeit und Ihr Sättigungsgefühl auswirkt.
- Schaffen Sie sich feste Essenszeiten, die Sie wie wichtige Termine in Ihren Kalender eintragen.
- Verbinden Sie Ihre Mahlzeiten mit einem festen Ritual, zum Beispiel dem Anzünden einer Kerze, um bewusster zu essen.
- Tauschen Sie sich regelmäßig mit einer Vertrauensperson über Ihre Fortschritte beim Gewichtsmanagement aus.
- Visualisieren Sie Ihr Wunschgewicht und malen Sie ein Bild davon, wie Sie sich in Ihrem Körper fühlen möchten.
- Hängen Sie motivierende Bilder oder Sprüche zum Thema gesunde Ernährung und Bewegung an Orten auf, die Sie täglich sehen.
- Belohnen Sie sich für erreichte Zwischenziele, nicht mit Essen, sondern mit Aktivitäten, die Ihnen Freude bereiten und Ihr Wohlbefinden steigern.
- Integrieren Sie kurze Bewegungseinheiten in Ihren Alltag, zum Beispiel Treppensteigen statt Aufzug fahren oder kurze Spaziergänge in der Mittagspause.

5. 2 Lebensführung

Stress, Schlaf und der Tagesrhythmus beeinflussen den Verlauf einer Schilddrüsenunterfunktion maßgeblich. Diese Faktoren wirken sich auf das Immunsystem, die Hormonproduktion und das allgemeine Wohlbefinden aus. Ungünstige Lebensgewohnheiten können Symptome verstärken und die Therapie erschweren. Entdecken Sie im Folgenden, wie Sie durch gezielte Anpassungen Ihrer Lebensführung Ihre Schilddrüsengesundheit positiv beeinflussen können.

Ein geregelter Lebensstil mit Fokus auf Stressmanagement, Schlafhygiene und einem konstanten Tagesrhythmus unterstützt die Schilddrüsenfunktion und das allgemeine Wohlbefinden.

Stressbewältigung

Stress beeinflusst das Immunsystem und kann bei Autoimmunerkrankungen eine Rolle bei deren Verlauf spielen [s111]. Obwohl ein direkter Zusammenhang zwischen Stress und dem Entstehen von Autoimmunerkrankungen wie der Hashimoto-Thyreoiditis, die zu einer Schilddrüsenunterfunktion führt, noch nicht eindeutig belegt ist [s111], gilt Stress als nicht-genetischer Risikofaktor für die Entwicklung bestimmter Autoimmunerkrankungen [s112]. Die auslösenden Ereignisse liegen oft weit vor dem eigentlichen Auftreten von Symptomen, was die Forschung erschwert [s111]. Zusätzlich können genetische Veranlagung und Umwelteinflüsse die Wirkung von Stress auf die Krankheitsentwicklung modifizieren [s111]. Daher ist es ratsam, Stress zu reduzieren, um das allgemeine Wohlbefinden zu verbessern und potenziell negative Auswirkungen auf den Krankheitsverlauf zu minimieren. Bewährte Methoden zur Stressbewältigung sind z.B. Entspannungstechniken wie Yoga oder Meditation. Auch regelmäßige Bewegung an der frischen Luft, ausreichend Schlaf und eine ausgewogene Ernährung tragen dazu bei, Stress abzubauen. Ein strukturierter Tagesablauf mit festen Zeiten für Arbeit, Freizeit und Erholung kann helfen, den Alltag zu entlasten und Stress vorzubeugen. Prioritäten zu setzen und Aufgaben zu delegieren, wo möglich, sind weitere Strategien im Umgang mit Stress. So könnte ein fester Spaziergang am Abend nach der Arbeit in den Tagesablauf integriert werden, um aktiv zu entspannen und Stresshormone abzubauen. Anstatt sich mit allen Aufgaben gleichzeitig zu befassen, konzentrieren Sie sich auf die wichtigsten und delegieren Sie Aufgaben, wenn es machbar ist. Indem Sie lernen, Stressoren zu erkennen und gezielt entgegenzuwirken, können Sie Ihre Lebensqualität positiv beeinflussen und so auch den Verlauf Ihrer Schilddrüsenunterfunktion unterstützen. Die Entwicklung einer individuellen Stressbewältigungsstrategie ist ein wichtiger Schritt zu mehr Wohlbefinden. Auch das bewusste Wahrnehmen von Stresssignalen des Körpers, wie z.B. Muskelverspannungen oder

Schlafstörungen und das frühzeitige Reagieren darauf, sind wichtig, um chronischem Stress vorzubeugen. Ein fester Bestandteil der Stressbewältigung kann auch das Erlernen von verschiedenen Atemtechniken sein. Tiefes, bewusstes Atmen kann in Stresssituationen helfen, die körperliche Anspannung zu lösen und Ruhe zu finden. Durch die Integration solcher Techniken in den Alltag, z.B. durch kurze Atemübungen mehrmals täglich, lässt sich Stress nachhaltig reduzieren.

Gut zu wissen

Atemtechniken

Atemtechniken sind Methoden, die bewusste Atmung einsetzen, um körperliche und geistige Entspannung zu fördern. Bei einer Schilddrüsenunterfunktion können Atemübungen helfen, Stress zu reduzieren und die Symptome wie Müdigkeit und Konzentrationsschwierigkeiten zu lindern. Tiefes Bauchatmen ist ein Beispiel für eine einfache Atemtechnik.

Stressoren

Stressoren sind Faktoren, die Stress auslösen können. Im Kontext einer Schilddrüsenunterfunktion ist es wichtig, Stressoren zu identifizieren und zu minimieren, da Stress den Hormonhaushalt und das Immunsystem beeinflussen kann. Beispiele für Stressoren sind berufliche Belastungen, familiäre Konflikte oder finanzielle Sorgen.

Stressfaktoren-Verteilung bei Hypothyreose

Häufige Stressfaktoren, die Menschen mit Hypothyreose beeinflussen.

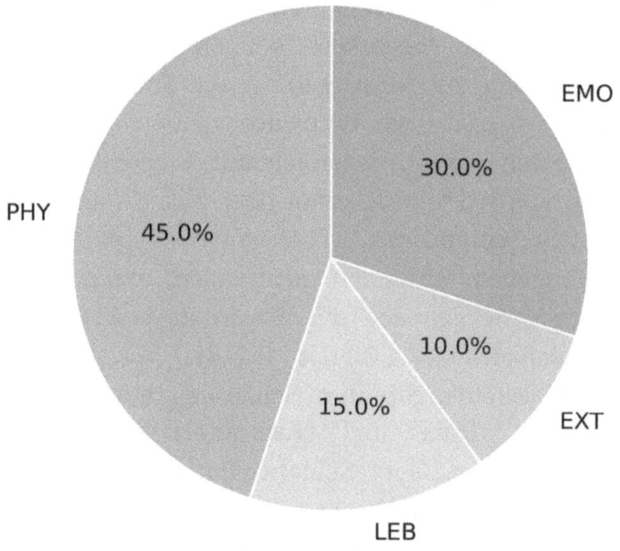

EMO: Emotionaler Stress (Stimmung, Angst)

EXT: Externe Faktoren (Arbeit, Beziehungen)

LEB: Lebensumstellungen (Ernährung, Medikamente)

PHY: Physische Symptome (Müdigkeit, Gewicht, etc.)

Der größte Anteil des Stresses wird physischen Symptomen zugeschrieben, was die erheblichen Auswirkungen von Müdigkeit, Gewichtsveränderungen und anderen körperlichen Manifestationen der Erkrankung verdeutlicht. Emotionaler Stress trägt einen wesentlichen Teil bei, wahrscheinlich im Zusammenhang mit Stimmungsschwankungen und den Herausforderungen im Umgang mit der Erkrankung. Auch die zur Behandlung der Hypothyreose erforderlichen Lebensumstellungen, wie Ernährungsumstellung und Medikamenteneinnahme, stellen einen merklichen Stressfaktor dar. Während externe Faktoren zum Gesamtstress beitragen, zeigt das Diagramm deutlich die dominierende Rolle der direkt mit der Hypothyreose verbundenen körperlichen und emotionalen Stressoren.

Schlafhygiene

Guter Schlaf ist für das allgemeine Wohlbefinden unerlässlich, insbesondere bei einer Schilddrüsenunterfunktion, da Schlafstörungen die Symptome verstärken können [s113]. Schlafhygiene beschreibt Maßnahmen zur Verbesserung der Schlafqualität. Häufiges Nickerchen am Tag, exzessive Bettzeiten, mangelnde Bewegung am Tag, Sport am späten Abend, unzureichende Lichteinwirkung tagsüber und der Konsum von Koffein, Alkohol oder Nikotin am Abend können den Schlaf negativ beeinflussen [s114]. Auch üppige Mahlzeiten kurz vor dem Schlafengehen, fernsehen oder andere anregende Aktivitäten in der Nacht sowie Sorgen und die Erwartung, schlecht zu schlafen, können zu Schlafstörungen führen [s114]. Vermeiden Sie diese Störfaktoren und gestalten Sie Ihre Schlafumgebung optimal: Sorgen Sie für Dunkelheit, Ruhe und eine angenehme Temperatur im Schlafzimmer. Ein regelmäßiger Schlafrhythmus mit festen Zubettgeh- und Aufstehzeiten, auch am Wochenende, unterstützt den natürlichen Schlaf-Wach-Zyklus. Integrieren Sie ausreichend Bewegung und Tageslicht in Ihren Alltag, aber vermeiden Sie intensive sportliche Betätigung kurz vor dem Schlafengehen. Entspannungstechniken wie Meditation oder autogenes_training können ebenfalls helfen, zur Ruhe zu kommen und besser einzuschlafen [s115]. Bei anhaltenden Schlafproblemen sollten Sie professionelle Hilfe suchen, um mögliche zugrunde liegende Ursachen abzuklären [s113]. Wie etwa ein strukturierter Tagesablauf mit ausreichend Bewegung und Entspannungstechniken kann die Schlafhygiene positiv beeinflussen und so zu einem erholsameren Schlaf beitragen. Sollten Jugendliche unter Schlafstörungen leiden, ist es besonders wichtig, auf regelmäßige Schlaf- und Essenszeiten zu achten und die Bildschirmnutzung vor dem Schlafengehen einzuschränken [s116]. Die Pubertät bringt hormonelle Veränderungen mit sich, die den Schlaf-Wach-Rhythmus beeinflussen und zu

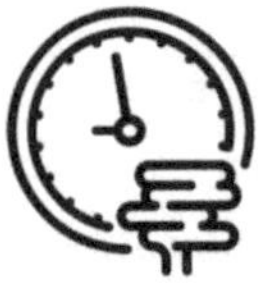

Schlafmangel führen können [s116]. Dieser kann sich negativ auf die schulischen Leistungen, das Verhalten und die Stimmung auswirken [s116].

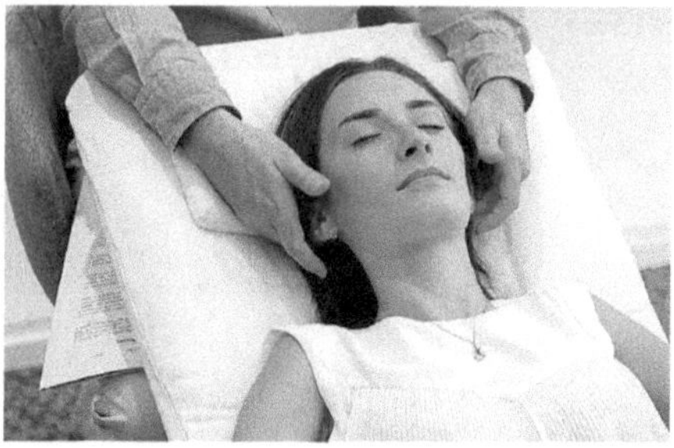

Entspannungstechniken [i51]

Gut zu wissen

Schlafstörung

Schlafstörungen können ein Symptom einer Schilddrüsenunterfunktion sein und sich in Form von Einschlafproblemen, Durchschlafstörungen oder frühem Erwachen äußern. Anhaltender Schlafmangel kann die Symptome der Schilddrüsenunterfunktion verschlimmern und zu weiteren gesundheitlichen Problemen führen.

Einfluss auf Schlafqualität

Auswirkung von Faktoren auf den Schlaf

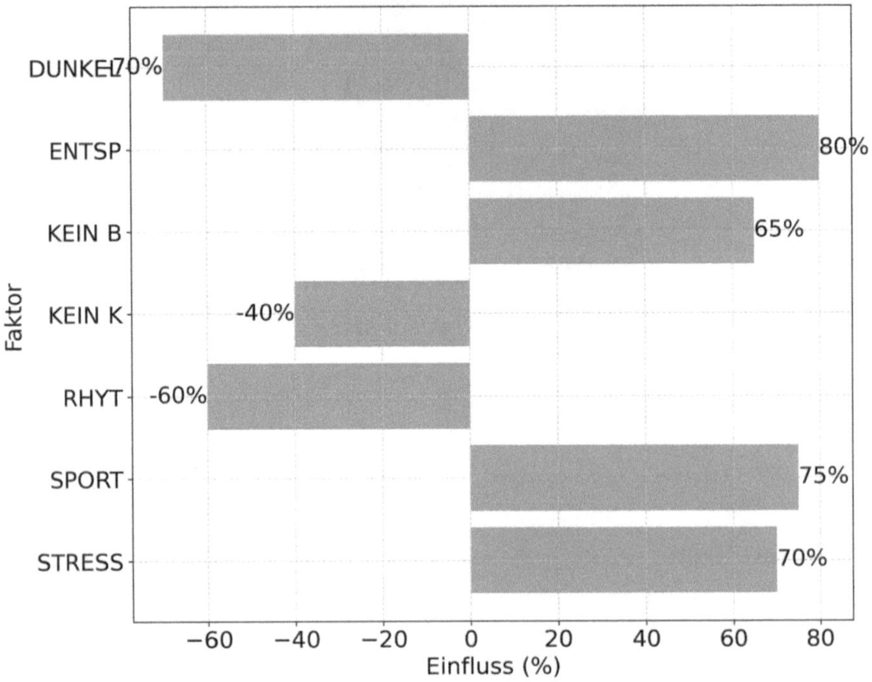

DUNKEL: Dunkelheit

ENTSP: Entspannung

KEIN B: Kein Bildschirm (1h)

KEIN K: Kein Koffein (Abend)

RHYT: Schlafrhythmus

SPORT: Sport

STRESS: Stressreduktion

Die Darstellung visualisiert den Einfluss verschiedener Faktoren auf die Schlafqualität. Ein hoher Wert deutet auf einen starken positiven Einfluss auf gesunden Schlaf hin. Sport und Entspannungstechniken zeigen einen signifikanten positiven Einfluss, während Stress und Bildschirmzeit vor dem Schlafen einen negativen Einfluss haben. Koffein am Abend hat einen moderaten negativen Einfluss. Die Optimierung dieser Faktoren kann die Schlafqualität verbessern und somit positive Auswirkungen auf den Umgang mit einer Schilddrüsenunterfunktion haben.

Tagesrhythmus

Ein konstanter Tagesrhythmus kann für Menschen mit Schilddrüsenunterfunktion besonders hilfreich sein, da er die körpereigene Hormonproduktion unterstützt und so den Stoffwechsel stabilisiert. Der zirkadiane Rhythmus, unsere innere Uhr, steuert unter anderem die Ausschüttung des Thyreoidea-stimulierenden Hormons (TSH), das die Schilddrüse zur Hormonproduktion anregt [s117]. TSH wird vorwiegend abends und nachts freigesetzt [s117]. Ein geregelter Schlaf-Wach-Rhythmus sorgt dafür, dass dieser Prozess optimal abläuft. Chronische Störungen des circadianen Rhythmus, wie sie unter anderem bei Schichtarbeit oder unregelmäßigen Schlafenszeiten auftreten, können diesen Prozess beeinträchtigen und langfristig die Gesundheit gefährden [s117]. Auch Schlafmangel kann die TSH-Ausschüttung beeinflussen und zu erhöhten Werten am Morgen führen [s117]. Neben der TSH-Produktion beeinflusst die innere Uhr auch die Rezeptoren für Schilddrüsenhormone im Körper [s117]. Diese Rezeptoren sind Andockstellen für die Hormone in den Körperzellen und somit essentiell für deren Wirkung. Ein stabiler Tagesrhythmus unterstützt also nicht nur die Hormonproduktion, sondern auch die Hormonwirkung im Körper. Wer beispielsweise aufgrund von Schichtarbeit einen unregelmäßigen Schlafrhythmus hat, kann

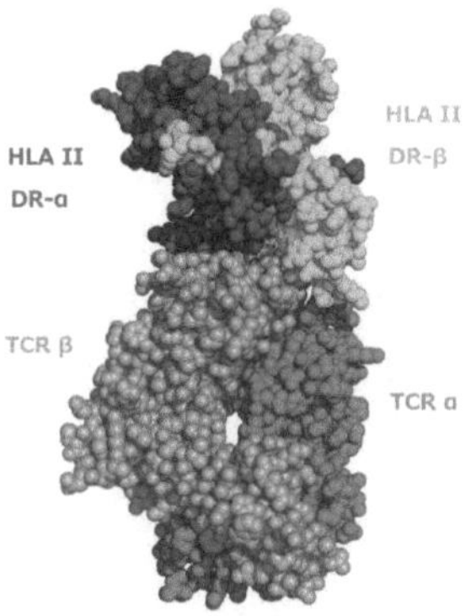

Rezeptor [i52]

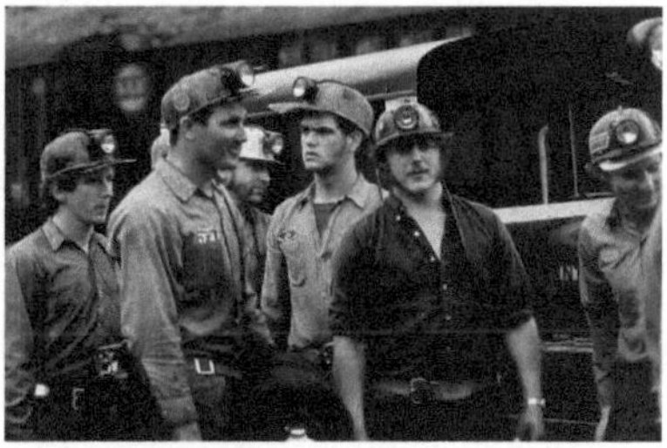

Schichtarbeit [i53]

versuchen, durch feste Schlafenszeiten an freien Tagen und durch die Optimierung der Schlafumgebung – etwa Verdunkelung des Schlafzimmers – den negativen Auswirkungen entgegenzuwirken. Auch regelmäßige Bewegung und eine ausgewogene Ernährung können dazu beitragen, den circadianen Rhythmus zu stabilisieren und die Schilddrüsenfunktion zu unterstützen. Integrieren Sie feste Routinen für Mahlzeiten, Bewegung und Entspannung in Ihren Alltag, um den Körper bei der Regulation des Hormonhaushaltes zu unterstützen.

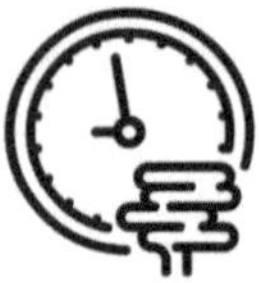

Gut zu wissen

Rezeptoren

Rezeptoren sind spezielle Proteine auf der Oberfläche oder im Inneren von Zellen, an die Hormone wie die Schilddrüsenhormone binden können. Diese Bindung löst eine spezifische Reaktion in der Zelle aus. Ein stabiler zirkadianer Rhythmus kann die Empfindlichkeit der Rezeptoren für Schilddrüsenhormone positiv beeinflussen und so die Hormonwirkung im Körper verbessern.

Schichtarbeit

Schichtarbeit, mit ihren unregelmäßigen Arbeitszeiten, kann den zirkadianen Rhythmus stören und dic Hormonproduktion beeinflussen. Dies kann die Symptome einer Schilddrüsenunterfunktion verschlimmern, da der Körper Schwierigkeiten hat, einen ausgeglichenen Hormonhaushalt aufrechtzuerhalten. Strategien zur Minimierung der Auswirkungen von Schichtarbeit, wie z. B. die Schaffung eines konsistenten Schlafplans an freien Tagen und die Optimierung der Schlafumgebung, können für Menschen mit Schilddrüsenunterfunktion besonders wichtig sein.

Zirkadianer Rhythmus

Der zirkadiane Rhythmus ist der natürliche, etwa 24-stündige Zyklus des Körpers, der viele physiologische Prozesse reguliert. Bei einer Schilddrüsenunterfunktion kann die Aufrechterhaltung eines stabilen zirkadianen Rhythmus durch regelmäßige Schlafenszeiten und Mahlzeiten dazu beitragen, den Hormonhaushalt zu stabilisieren und die Symptome zu lindern.

Tägliches Aktivitätsniveau

Typisches tägliches Aktivitätsmuster für Menschen, die Hypothyreose durch Lebensstilanpassungen behandeln.

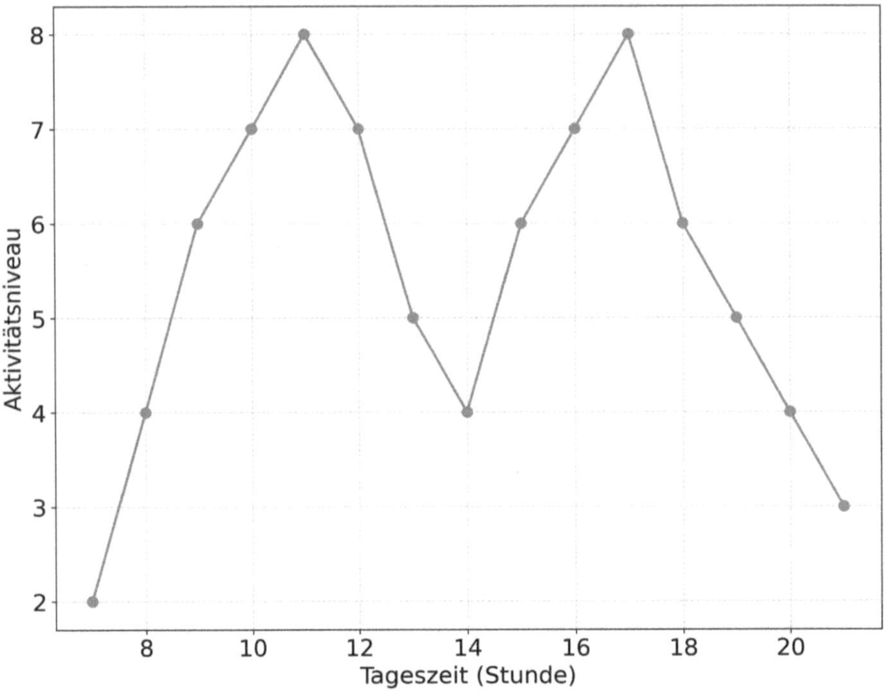

Diese Grafik zeigt einen ausgewogenen Ansatz für die tägliche Aktivität, der für die Behandlung von Hypothyreose entscheidend ist. Der sanfte Anstieg und allmähliche Rückgang der Aktivität vermeidet Überanstrengung und fördert gleichmäßige Energieniveaus. Der Mittagsabfall ermöglicht Ruhe und Erholung, während die Abendaktivität die Entspannung vor dem Schlaf fördert. Dieses Muster unterstützt gesunde Cortisol-Rhythmen und fördert eine bessere Schlafqualität, die für die Schilddrüsenfunktion wichtig ist.

Konkrete Ratschläge

- Gestalten Sie Ihren Alltag so, dass Sie mehrmals täglich kurze Momente der Stille finden, um Ihre innere Balance zu stärken und Ihre Schilddrüse zu unterstützen.
- Entwickeln Sie ein persönliches Morgenritual, das Ihnen hilft, positiv und energiegeladen in den Tag zu starten und Ihre Schilddrüse optimal auf die Tagesanforderungen vorzubereiten.
- Führen Sie ein "Wohlfühl-Tagebuch" und notieren Sie täglich, welche Aktivitäten und Erlebnisse Ihnen guttun und Ihre Schilddrüse positiv beeinflussen.
- Experimentieren Sie mit verschiedenen Meditations- und Achtsamkeitsübungen und finden Sie heraus, welche Methoden Ihnen am besten helfen, Stress abzubauen und Ihre Schilddrüse zu unterstützen.
- Entwickeln Sie eine Abendroutine, die Ihnen hilft, zur Ruhe zu kommen, Stress abzubauen und Ihre Schilddrüse auf die nächtliche Regenerationsphase vorzubereiten.
- Feiern Sie Ihre Erfolge und belohnen Sie sich für positive Veränderungen in Ihrer Lebensführung, die Ihre Schilddrüsengesundheit unterstützen.

5. 3 Selbstfürsorge

Schilddrüsenunterfunktion beeinflusst das Körperbild und das Wohlbefinden. Symptome wie Gewichtszunahme und Veränderungen der Haut können das Selbstwertgefühl beeinträchtigen. Selbstfürsorge bietet Strategien, um die eigene Körperwahrnehmung positiv zu verändern und den Körper als Verbündeten im Heilungsprozess zu sehen. Regeneration ist bei Schilddrüsenunterfunktion essentiell. Der Körper benötigt gezielte Unterstützung, um Stoffwechselprozesse zu optimieren und Energiereserven wieder aufzufüllen. Gesundheitsmonitoring hilft, den Krankheitsverlauf zu verfolgen und die Therapie individuell anzupassen. Die aktive Dokumentation von Symptomen, Blutwerten und Lebensgewohnheiten ermöglicht Ihnen, Ihre Gesundheit selbstbestimmt zu gestalten. Entdecken Sie in den folgenden Abschnitten konkrete Maßnahmen, um Ihre Selbstfürsorge zu stärken, Ihre Regeneration zu fördern und Ihr Gesundheitsmonitoring zu optimieren.

Selbstfürsorge bei Schilddrüsenunterfunktion bedeutet, den eigenen Körper anzunehmen, auf seine Signale zu hören und aktiv an der Verbesserung des Wohlbefindens mitzuwirken.

Körperwahrnehmung

Eine Schilddrüsenunterfunktion kann das Körperbild beeinflussen. Gewichtszunahme, Wassereinlagerungen und Veränderungen der Haut und Haare sind häufige Symptome, die das Selbstwertgefühl beeinträchtigen können. Anstatt sich auf diese Veränderungen zu fokussieren, ist es hilfreich, die Wahrnehmung des eigenen Körpers neu auszurichten. Der Körper leistet jeden Tag Unglaubliches, reguliert komplexe Prozesse und ermöglicht es uns, am Leben teilzunehmen. Diese Perspektive kann helfen, den Fokus von vermeintlichen Makeln auf die Funktionalität und Stärke des Körpers zu lenken. Akzeptieren Sie Ihren Körper in seinem aktuellen Zustand, auch mit den durch die Erkrankung bedingten Veränderungen. Das bedeutet nicht, die Symptome zu ignorieren, sondern ihnen mit Selbstmitgefühl zu begegnen. Behandeln Sie sich so, wie Sie einen guten Freund behandeln würden: mit Verständnis und Unterstützung. Konzentrieren Sie sich auf positive Aspekte Ihres Körpers. Vielleicht haben Sie kräftige Beine, die Sie sicher durch den Tag tragen, oder geschickte Hände, mit denen Sie kreativ tätig sind. Richten Sie Ihre Aufmerksamkeit bewusst auf diese Stärken und entwickeln Sie eine Dankbarkeit für das, was Ihr Körper leistet. Körperliche Aktivität kann die Körperwahrnehmung verbessern, auch bei Schilddrüsenunterfunktion. Sanfte Bewegung wie Yoga, pilates oder Spaziergänge in der Natur fördern die Durchblutung, stärken die Muskulatur und wirken sich positiv auf die Stimmung aus. Finden Sie eine Aktivität, die Ihnen Freude bereitet und die Sie regelmäßig in Ihren Alltag integrieren können. Schon 15 Minuten Bewegung am Tag können einen spürbaren Unterschied machen. Dabei geht es nicht um Leistung, sondern um das Wohlbefinden und die Verbindung mit dem eigenen Körper. Die Kleidung spielt ebenfalls eine Rolle bei der Körperwahrnehmung. Tragen Sie Kleidung, in der Sie sich wohlfühlen und die Ihre Körperform positiv unterstreicht. Experimentieren Sie mit verschiedenen Schnitten und Farben, um herauszufinden, was Ihnen steht und Ihr Selbstbewusstsein stärkt.

Vermeiden Sie zu enge oder zu weite Kleidung, die die Körperproportionen unvorteilhaft erscheinen lassen kann. Achten Sie stattdessen auf bequeme Stoffe und Schnitte, die Ihre Silhouette sanft umfließen. Ein gut sitzendes Outfit kann das Selbstwertgefühl steigern und die positive Körperwahrnehmung unterstützen. Die Medien prägen unser Bild vom idealen Körper. Perfekte, oft bearbeitete Bilder in Zeitschriften und sozialen Medien können zu unrealistischen Erwartungen und Vergleichen führen, die das Selbstbild negativ beeinflussen. Reduzieren Sie den Konsum solcher Medien und folgen Sie stattdessen Accounts, die Body Positivity und Selbstakzeptanz fördern. Umgeben Sie sich mit positiven Einflüssen, die Ihnen helfen, Ihren Körper wertzuschätzen und sich in ihm

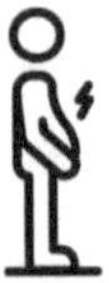

wohlzufühlen. achtsamkeitsuebungen können ebenfalls dazu beitragen, die Körperwahrnehmung zu verbessern. Nehmen Sie sich regelmäßig Zeit, um in sich hineinzuhorchen und Ihre Körperempfindungen bewusst wahrzunehmen. Spüren Sie den Atem, die Temperatur der Haut, den Kontakt der Füße mit dem Boden. Diese Übungen helfen, die Verbindung zum eigenen Körper zu stärken und ihn als wertvollen Teil des Selbst zu akzeptieren. Vergleichen Sie sich nicht mit anderen. Jeder Körper ist einzigartig und hat seine eigene Geschichte. Konzentrieren Sie sich auf Ihre individuellen Fortschritte und Erfolge, anstatt sich an unrealistischen Idealen zu messen. Feiern Sie kleine Schritte und erkennen Sie die positiven Veränderungen, die Sie in Ihrer Körperwahrnehmung erreichen. Der Weg zur Selbstakzeptanz ist ein Prozess, der Zeit und Geduld erfordert. Seien Sie nachsichtig mit sich selbst und gönnen Sie sich Pausen, wenn Sie diese benötigen. Umgeben Sie sich mit Menschen, die Sie unterstützen und Ihnen positive Energie geben. Ein starkes soziales Netzwerk kann Ihnen helfen, schwierige Phasen zu meistern und Ihr Selbstwertgefühl zu stärken. Professionelle Unterstützung kann ebenfalls hilfreich sein, um die Körperwahrnehmung zu verbessern und mit den emotionalen Auswirkungen einer Schilddrüsenunterfunktion umzugehen. Ein

Therapeut oder Berater kann Ihnen individuelle Strategien und Techniken vermitteln, um Ihr Selbstbild zu stärken und ein positives Körpergefühl zu entwickeln.

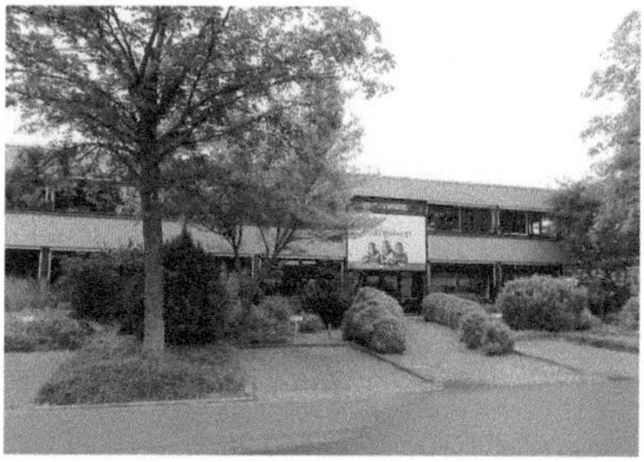

Selbstmitgefühl [i54]

Körperwahrnehmung und Selbstfürsorge bei Hypothyreose

Intensität der Beschwerden in Relation zu Körperregion und Selbstfürsorge-Aufwand.

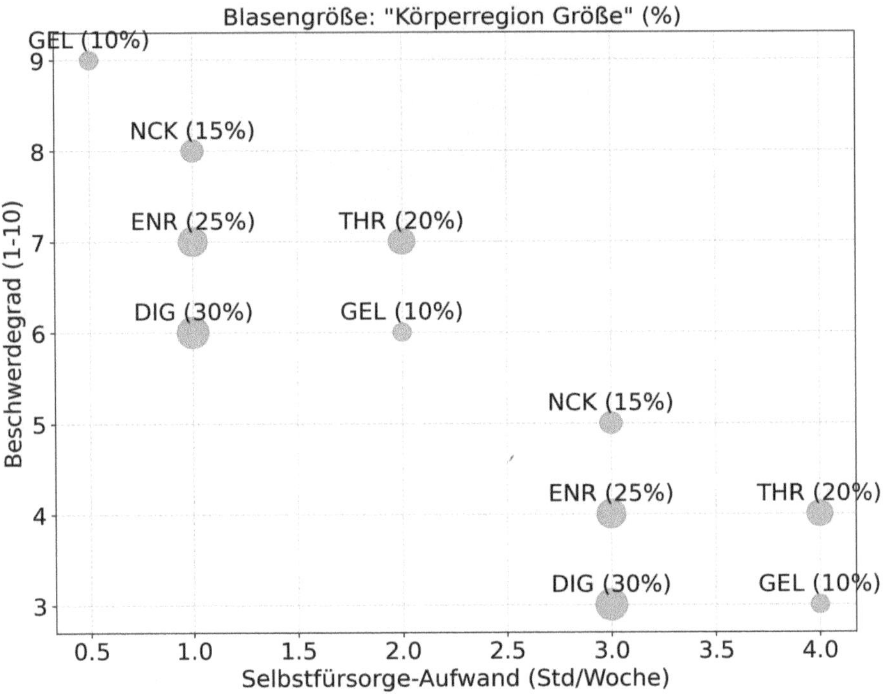

Blasengröße: Körperregion Größe (%)

DIG: Verdauung

ENR: Energielevel

GEL: Gelenke

NCK: Nacken

THR: Hals

Die Grafik zeigt eine Korrelation zwischen Selbstfürsorge-Aufwand und reduzierter Symptomintensität in verschiedenen Körperregionen. Bereiche mit höherer Selbstfürsorge zeigen eine Tendenz zu geringeren Beschwerden. Bemerkenswert ist, dass einige Regionen eine deutliche Verbesserung bei erhöhtem Aufwand zeigen, während andere abnehmende Erträge aufweisen, was auf die Notwendigkeit gezielter Ansätze hinweist.

Regeneration

Regeneration bei Schilddrüsenunterfunktion bedeutet, dem Körper die Ressourcen zu geben, die er für seine Funktionen benötigt. Ein gestörter Hormonhaushalt verlangsamt Stoffwechselprozesse, was sich auf Energielevel, Schlaf und Zellerneuerung auswirkt. Ausreichender Schlaf ist essenziell, da der Körper im Schlaf wichtige Reparaturprozesse durchführt und Hormone reguliert. Zielen Sie auf 7-9 Stunden Schlaf pro Nacht und schaffen Sie eine schlaffördernde Umgebung mit gedämpftem Licht und angenehmer Temperatur. Ein konstanter Schlafrhythmus, also täglich zur gleichen Zeit schlafen gehen und aufwachen, unterstützt den natürlichen Biorhythmus. Auch tagsüber benötigt der Körper Ruhephasen. Kurze Pausen im Alltag, wie ein paar Minuten Meditation oder bewusstes Atmen, können helfen, Stress abzubauen und die Energie wieder aufzuladen. Entspannungstechniken wie progressive_muskelentspannung oder autogenes_training können die innere Ruhe fördern und den Schlaf verbessern. Eine ausgewogene Ernährung versorgt den Körper mit Nährstoffen, die für die Regeneration unerlässlich sind. Achten Sie auf eine ausreichende Zufuhr von Vitaminen und Mineralstoffen, insbesondere Jod, Selen, Zink und Eisen, die für die Schilddrüsenhormonproduktion wichtig sind. Frisches Obst und Gemüse, Vollkornprodukte und gesunde Fette sollten die Basis Ihrer Ernährung bilden. Vermeiden Sie stark verarbeitete Lebensmittel, Zucker und ungesunde Fette, die den Körper belasten und Entzündungsprozesse fördern können. Ein regelmäßiger Check beim Arzt hilft, Mangelzustände festzustellen und gezielt zu behandeln. Zusätzlich zu Schlaf und Ernährung trägt moderate körperliche Aktivität zur Regeneration bei. Bewegung fördert die Durchblutung, stärkt das Immunsystem und wirkt sich positiv auf den Hormonhaushalt und die Stimmung aus. Finden Sie eine Sportart, die Ihnen Spaß macht, wie Schwimmen, Walken oder Tanzen. Passen Sie die Intensität Ihrem Energielevel an und vermeiden Sie Überanstrengung. Schon kurze Spaziergänge an der frischen Luft können wohltuend sein und die Regeneration unterstützen. Integrieren Sie Bewegung regelmäßig in Ihren Alltag, wie Treppensteigen statt Fahrstuhl fahren oder mit dem Fahrrad zur Arbeit. Achten Sie darauf, Ihrem Körper ausreichend Zeit zur Erholung nach körperlicher Aktivität zu geben. Massagen können Verspannungen lösen und die Durchblutung fördern. Wärme, wie ein warmes Bad oder eine Wärmflasche, kann Muskelbeschwerden lindern. Achtsamkeit im Alltag, wie bewusstes Essen oder achtsames Zuhören, hilft, Stress zu reduzieren und die Wahrnehmung für die eigenen Bedürfnisse zu schärfen. Hören Sie auf die Signale Ihres Körpers und gönnen Sie sich Ruhe, wenn Sie müde sind. Regeneration ist ein individueller Prozess. Experimentieren Sie mit verschiedenen Methoden und finden Sie heraus, was Ihnen am besten tut. Ein Tagebuch kann hilfreich sein, um Fortschritte zu dokumentieren und Muster zu erkennen. Wenn Sie sich überfordert fühlen, suchen Sie Unterstützung bei einem Arzt, Therapeuten oder Selbsthilfegruppe.

Gut zu wissen

Hormonhaushalt

Ein ausgeglichener Hormonhaushalt ist wichtig für die Schilddrüsenfunktion und den gesamten Stoffwechsel. Bei einer Schilddrüsenunterfunktion kann der Hormonhaushalt aus dem Gleichgewicht geraten, was sich auf verschiedene Körperfunktionen auswirken kann. Eine gezielte Behandlung der Schilddrüsenunterfunktion kann dazu beitragen, den Hormonhaushalt wieder ins Gleichgewicht zu bringen.

Mangelzustände

Mangelzustände an bestimmten Nährstoffen, wie Jod, Selen, Zink und Eisen, können die Schilddrüsenfunktion beeinträchtigen und die Symptome einer Schilddrüsenunterfunktion verstärken. Eine ausgewogene Ernährung und gegebenenfalls die Einnahme von Nahrungsergänzungsmitteln können helfen, Mangelzustände auszugleichen.

Stoffwechselprozesse

Die Stoffwechselprozesse im Körper sind eng mit der Schilddrüsenfunktion verknüpft. Eine Schilddrüsenunterfunktion kann den Stoffwechsel verlangsamen und zu verschiedenen Symptomen wie Müdigkeit, Gewichtszunahme und Kälteempfindlichkeit führen. Durch eine angepasste Behandlung und einen gesunden Lebensstil können die Stoffwechselprozesse wieder angeregt werden.

Wirksamkeit von Regenerationspraktiken für das Schilddrüsenunterfunktions-Management

Auswirkungen verschiedener Selbstfürsorgestrategien auf das Wohlbefinden

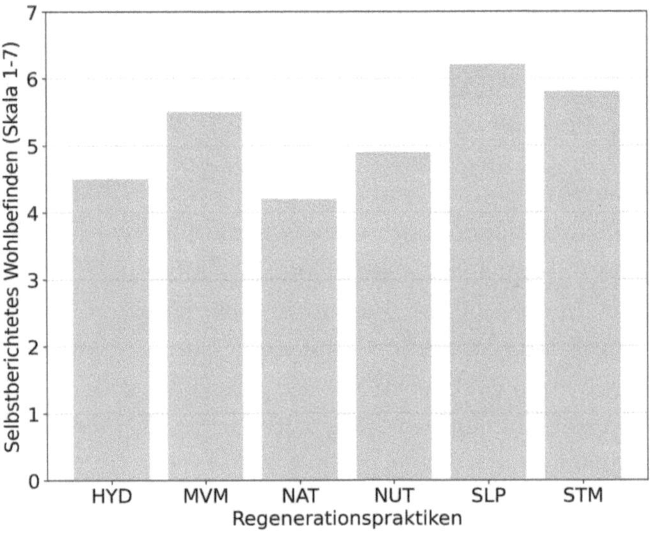

HYD: Hydration (8+ Gläser/Tag)
MVM: Achtsame Bewegung (Yoga, Tai Chi)
NAT: Zeit in der Natur
NUT: Optimierte Ernährung
SLP: Priorisierter Schlaf (7-9 Stunden)
STM: Aktives Stressmanagement

Die Daten deuten darauf hin, dass die Priorisierung von Schlaf, Stressmanagement und achtsamer Bewegung wesentlich zum verbesserten Wohlbefinden von Personen beiträgt, die eine Schilddrüsenunterfunktion behandeln. Während Ernährung eine wichtige Rolle spielt, scheint ihre Wirkung in dieser Darstellung weniger ausgeprägt zu sein, was möglicherweise auf die Komplexität von Ernährungsanpassungen und individuelle Reaktionen hinweist. Der Fokus auf ganzheitliche Praktiken, die mentales und körperliches Wohlbefinden umfassen, zeigt die deutlichsten positiven Effekte.

Gesundheitsmonitoring

Gesundheitsmonitoring bei Schilddrüsenunterfunktion umfasst die regelmäßige Beobachtung verschiedener Parameter, um den Krankheitsverlauf zu verfolgen und die Therapie anzupassen. Neben der ärztlichen Kontrolle spielen Selbstbeobachtung und Dokumentation eine wichtige Rolle. Notieren Sie Ihre Symptome, ihre Intensität und eventuelle Veränderungen. Ein Symptomtagebuch kann so wertvolle Informationen für den Arzt liefern und die Therapie optimieren. Zu den relevanten Symptomen gehören beispielsweise Müdigkeit, Konzentrationsschwierigkeiten, Stimmungsschwankungen, Verstopfung, Gewichtsveränderungen und Temperatur-Empfindlichkeit. Verfolgen Sie auch Ihren Menstruationszyklus, falls zutreffend, da Schilddrüsenhormone diesen beeinflussen können. Die Schilddrüsenwerte TSH, fT3 und fT4 bilden die Basis des Monitorings. Der TSH-Wert gibt Auskunft über die Aktivität der Hirnanhangsdrüse, die die Schilddrüse steuert. fT3 und fT4 spiegeln die Menge der aktiven Schilddrüsenhormone im Blut wider. Die optimale Dosierung der Schilddrüsenhormone wird individuell festgelegt und anhand der Blutwerte und der Symptome angepasst. Regelmäßige Blutkontrollen, in der Regel alle 6-12 Wochen zu Beginn der Therapie und später alle 6-12 Monate, sind notwendig, um die Werte im Normbereich zu halten. Besprechen Sie die Ergebnisse Ihrer Blutwerte immer mit Ihrem Arzt, um die Therapie gegebenenfalls anzupassen.

Zusätzlich zu den Schilddrüsenwerten können weitere Blutparameter relevant sein, um Mangelzustände oder Folgeerkrankungen zu erkennen. Dazu gehören beispielsweise Eisen, Ferritin, Vitamin B12, Vitamin D, Folsäure und Nährstoffe wie Selen und Zink, die für die Schilddrüsenfunktion wichtig sind. Ein Nährstoffmangel kann die

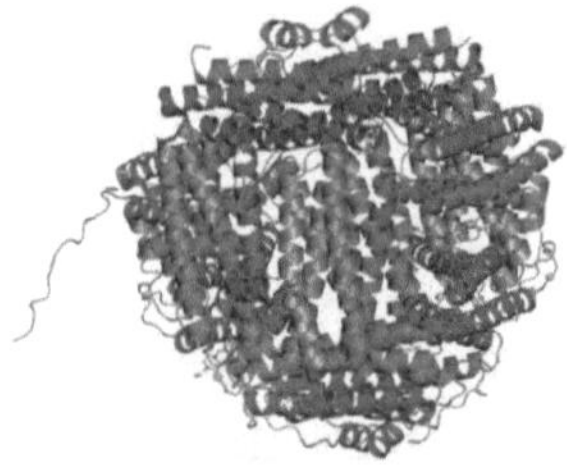

Ferritin [i55]

Symptome einer Schilddrüsenunterfunktion verstärken. So kann beispielsweise ein Eisenmangel zu verstärkter Müdigkeit und Antriebslosigkeit führen. Besprechen Sie mit Ihrem Arzt, ob bei Ihnen zusätzliche Blutuntersuchungen sinnvoll sind. Dokumentieren Sie neben den Blutwerten und Symptomen auch Faktoren, die Ihr Wohlbefinden beeinflussen. Dazu gehören unter anderem Ihre Ernährung, körperliche Aktivität, Stresslevel und Schlafqualität. Diese Informationen können Ihnen und Ihrem Arzt helfen, Zusammenhänge zu erkennen und die Therapie zu optimieren. Wenn Sie beispielsweise feststellen, dass bestimmte Lebensmittel Ihre Symptome verstärken, können Sie diese vermeiden und so Ihr Wohlbefinden verbessern. Auch Stressbewältigungstechniken wie Yoga, meditation oder autogenes_training können positiv auf den Krankheitsverlauf wirken. Durch regelmäßige Bewegung können Sie Ihren Stoffwechsel ankurbeln und Ihre Energie steigern. Achten Sie auf ausreichend Schlaf, um Ihrem Körper die nötige Regeneration zu ermöglichen. Gesundheitsmonitoring erfordert aktive Mitarbeit und kontinuierliche Selbstbeobachtung. Durch die Dokumentation Ihrer Symptome, Blutwerte und Lebensgewohnheiten erhalten Sie einen Überblick über Ihren Gesundheitszustand und können aktiv an Ihrer Genesung mitwirken. Die Zusammenarbeit mit Ihrem Arzt ist dabei unerlässlich, um die Therapie individuell anzupassen und Ihr Wohlbefinden zu verbessern.

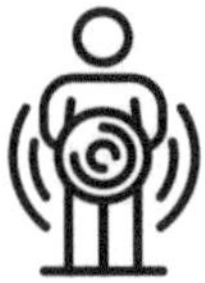

Ein strukturiertes Vorgehen, etwa mit einer digitalen Gesundheits-App, kann die Dokumentation erleichtern und wertvolle Auswertungen bieten. So erhalten Sie einen klaren Überblick über Ihre Fortschritte und können potenzielle Probleme frühzeitig erkennen.

Gut zu wissen

Ferritin
: Ein Protein, das Eisen speichert. Der Ferritinwert im Blut gibt Auskunft über die Eisenreserven im Körper, die bei Schilddrüsenunterfunktion beeinträchtigt sein können.

Monitoring
: Regelmäßige Überwachung und Dokumentation von Gesundheitsdaten, um Veränderungen frühzeitig zu erkennen und die Behandlung bei Schilddrüsenunterfunktion anzupassen.

Symptomtagebuch
: Ein Tagebuch, in dem Symptome, ihre Intensität und Dauer festgehalten werden, um Muster und Auslöser im Zusammenhang mit der Schilddrüsenunterfunktion zu identifizieren.

TSH
: Ein Hormon, das von der Hirnanhangsdrüse produziert wird und die Schilddrüse stimuliert. Der TSH-Wert wird im Blut gemessen, um die Schilddrüsenfunktion zu beurteilen.

Gesundheitsüberwachungsverteilung

Verteilung der Selbstüberwachungsparameter für das Schilddrüsenunterfunktionsmanagement.

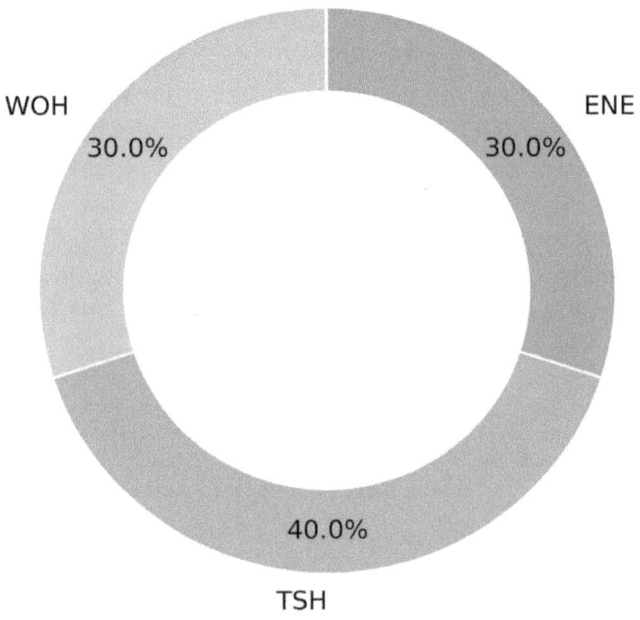

- ENE: Energieniveau
- TSH: TSH-Werte
- WOH: Wohlbefinden

Während TSH-Werte entscheidend sind, berücksichtigt ein ganzheitlicher Ansatz das Wohlbefinden und die Energieniveaus und unterstreicht die Bedeutung individueller Behandlungsanpassungen basierend auf dem Gesamtbild der Symptome und objektiven Messungen.

Konkrete Ratschläge

- Verbinden Sie Ihre tägliche Medikamenteneinnahme mit einem kurzen Moment der Achtsamkeit und spüren Sie, wie die Tablette Ihren Körper unterstützt.
- Kreieren Sie eine individuelle Duftmischung aus ätherischen Ölen, die Sie an Ihr Wohlbefinden und Ihre Stärke erinnert und verwenden Sie sie täglich.
- Schreiben Sie sich selbst einen liebevollen Brief, in dem Sie Ihre Fortschritte und Stärken würdigen, insbesondere im Umgang mit Ihrer Schilddrüsenunterfunktion.
- Entwickeln Sie ein kleines Handzeichen, das Sie an Ihre Selbstfürsorge erinnert und verwenden Sie es mehrmals täglich als Anker im Alltag.
- Sammeln Sie inspirierende Zitate oder Bilder, die Sie an Ihre Kraft und Ihre Fähigkeit zur Selbstfürsorge erinnern und platzieren Sie sie sichtbar in Ihrer Umgebung.
- Nehmen Sie sich täglich Zeit für eine kurze Fantasiereise, in der Sie sich gesund und voller Energie fühlen.
- Suchen Sie sich einen "Kraftgegenstand", der Sie an Ihre Ressourcen und Ihre Fähigkeit zur Selbstfürsorge erinnert und tragen Sie ihn bei sich.
- Entwickeln Sie ein persönliches Mantra, das Ihre Selbstfürsorge bestärkt und sprechen Sie es mehrmals täglich laut oder im Stillen aus.
- Schaffen Sie sich einen "Wohlfühl-Klang", zum Beispiel Naturgeräusche oder Ihre Lieblingsmusik und nutzen Sie ihn, um in stressigen Situationen Ihre innere Ruhe wiederzufinden.

Rückblick - 5. Begleitende Maßnahmen

Ein ganzheitlicher Behandlungsansatz bei Schilddrüsenunterfunktion erfordert neben der medikamentösen Therapie begleitende Maßnahmen, die Ihr Wohlbefinden steigern und Ihre Genesung aktiv unterstützen. Der Weg zu mehr Energie und Lebensqualität führt über die bewusste Gestaltung Ihres Lebensstils, von der Ernährung über Bewegung und Stressmanagement bis hin zur Körperwahrnehmung und Regeneration. Dabei ist es wichtig, individuelle Strategien zu entwickeln, die zu Ihren Bedürfnissen und Ihrer Lebenssituation passen.

Beginnen Sie mit der Optimierung Ihres Stoffwechsels. Eine kohlenhydratreduzierte Ernährung kann, in Absprache mit Ihrem Arzt oder einer Ernährungsberaterin, helfen, Ihren Stoffwechsel anzuregen und Ihr Gewicht zu regulieren. Integrieren Sie regelmäßige Bewegung in Ihren Alltag. Ein ausgewogener Trainingsplan mit Ausdauer- und Kraftsport stärkt Ihre Muskulatur, erhöht Ihren Grundumsatz und verbessert Ihre kardiovaskuläre Fitness. Starten Sie langsam und steigern Sie die Intensität schrittweise, um Überlastung zu vermeiden. Ein Ernährungsprotokoll kann Ihnen helfen, Ihre Essgewohnheiten zu analysieren und ungünstige Muster zu erkennen. Dokumentieren Sie, was, wann und wie viel Sie essen, sowie Ihre Stimmung und Ihr Aktivitätslevel. Diese Informationen liefern wertvolle Erkenntnisse für die Anpassung Ihrer Ernährungsstrategie.

Stressbewältigung spielt eine entscheidende Rolle bei der Behandlung einer Schilddrüsenunterfunktion. Chronischer Stress kann Ihr Immunsystem und Ihren Hormonhaushalt negativ beeinflussen. Entspannungstechniken wie Yoga, Meditation oder autogenes Training helfen Ihnen, Stress abzubauen und Ihre innere Ruhe zu finden. Achten Sie auf eine ausreichende Schlafhygiene. Schaffen Sie eine schlaffördernde Umgebung, vermeiden Sie Koffein und Alkohol am Abend und etablieren Sie einen regelmäßigen Schlafrhythmus. Ein konstanter Tagesrhythmus unterstützt Ihre körpereigene Hormonproduktion und stabilisiert Ihren Stoffwechsel. Versuchen Sie, feste Zeiten für Mahlzeiten, Bewegung und Entspannung einzuhalten, auch wenn Ihre Arbeitszeiten unregelmäßig sind.

Kultivieren Sie eine positive Körperwahrnehmung. Akzeptieren Sie Ihren Körper in seinem aktuellen Zustand und konzentrieren Sie sich auf seine Stärken. Sanfte Bewegung, achtsame Berührung und bequeme Kleidung können Ihnen helfen, sich in Ihrem Körper wohler zu fühlen. Reduzieren Sie den Konsum von Medien, die unrealistische Schönheitsideale propagieren. Achtsamkeitsübungen unterstützen Sie dabei, Ihre Körperempfindungen bewusst wahrzunehmen und ein positives Körpergefühl zu entwickeln. Regeneration ist ein wichtiger Bestandteil der ganzheitlichen Behandlung. Geben Sie Ihrem Körper die Zeit und die Ressourcen, die er braucht, um sich zu erholen. Ausreichend Schlaf, eine ausgewogene Ernährung, moderate Bewegung und Entspannungstechniken fördern Ihre Regeneration und stärken Ihre Widerstandskraft. Das regelmäßige Monitoring Ihrer Gesundheitsdaten, einschließlich Ihrer Schilddrüsenwerte, Symptome und Lebensgewohnheiten, ermöglicht Ihnen und Ihrem Arzt, die Therapie optimal anzupassen und Ihren Fortschritt zu verfolgen.

Die Umsetzung dieser begleitenden Maßnahmen erfordert Zeit, Geduld und Selbstdisziplin. Seien Sie nachsichtig mit sich selbst, wenn Sie Rückschläge erleben. Feiern Sie Ihre Erfolge, egal wie klein sie erscheinen mögen. Jeder Schritt, den Sie in Richtung eines gesünderen Lebensstils unternehmen, ist ein wertvoller Beitrag zu Ihrem Wohlbefinden und Ihrer Genesung. Mit einem ganzheitlichen Ansatz und der Unterstützung Ihres Arztes können Sie die Herausforderungen einer Schilddrüsenunterfunktion meistern und Ihre Lebensqualität nachhaltig verbessern.

Kostenlose Zusatzangebote in Planung

Wir freuen uns, Ihnen künftig ergänzende kostenlose Materialien zu diesem Buch anbieten zu können:

- Ein exklusives Bonuskapitel mit zusätzlichen Inhalten
- Eine kompakte Zusammenfassung des gesamten Buches im PDF-Format
- Eine Hörspiel Version (In Planung)

Die Veröffentlichung dieser Materialien ist für 2025 geplant.
Besuchen Sie gerne schon heute unsere Website. Sobald unser Newsletter-Service startet (voraussichtlich 2025), können Sie sich dort für Updates registrieren und verpassen keine Neuigkeiten zu den kostenlosen Zusatzangeboten.

www.SaageBooks.com/de/schilddruesenerkrankungen_verstehen_und_behandeln-bonus-BEI93WC

Liebe Leserinnen, liebe Leser,

Wir fühlen uns sehr geehrt, dass Sie sich die Zeit genommen haben, unser Buch von Anfang bis Ende zu lesen. Unser größter Wunsch ist es, Ihnen wertvolle Erkenntnisse und praktische Hilfestellungen mit auf den Weg zu geben. Ihr Vertrauen in unsere Arbeit bedeutet uns sehr viel. Wir hoffen, die Lektüre war für Sie bereichernd. Sollten Sie Fragen oder Anregungen haben, können Sie uns gerne über unsere Website kontaktieren.

Wenn Ihnen dieses Buch gefallen hat, würden wir uns sehr über eine ehrliche Rezension freuen. Sie können Ihre ehrliche Bewertung ganz einfach auf der Verkaufsplattform hinterlassen, über die Sie das Buch erworben haben.
Vielen Dank für Ihre Unterstützung!

Bendis Saage

Saage Media GmbH - Team

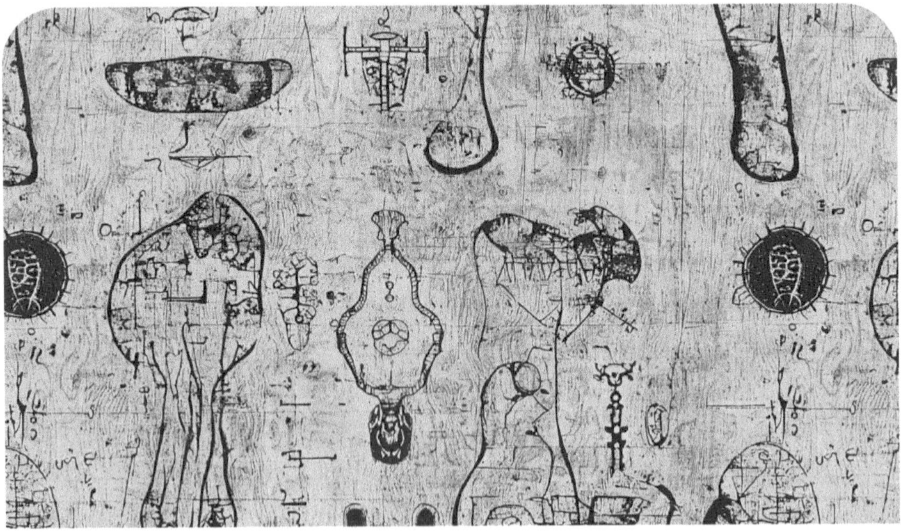

www.SaageBooks.com/de

Entdecken Sie mehr! Auf unserer Verlagswebsite erwartet Sie eine vielfältige Auswahl an weiteren Büchern. Neben kostenlosen Inhalten und exklusiven Bonusmaterialien finden Sie dort auch vertiefende Informationen zu unseren Werken. Stöbern Sie durch unser umfangreiches digitales Angebot und lassen Sie sich von zusätzlichen Leseerlebnissen inspirieren.

www.SaageBooks.com/de

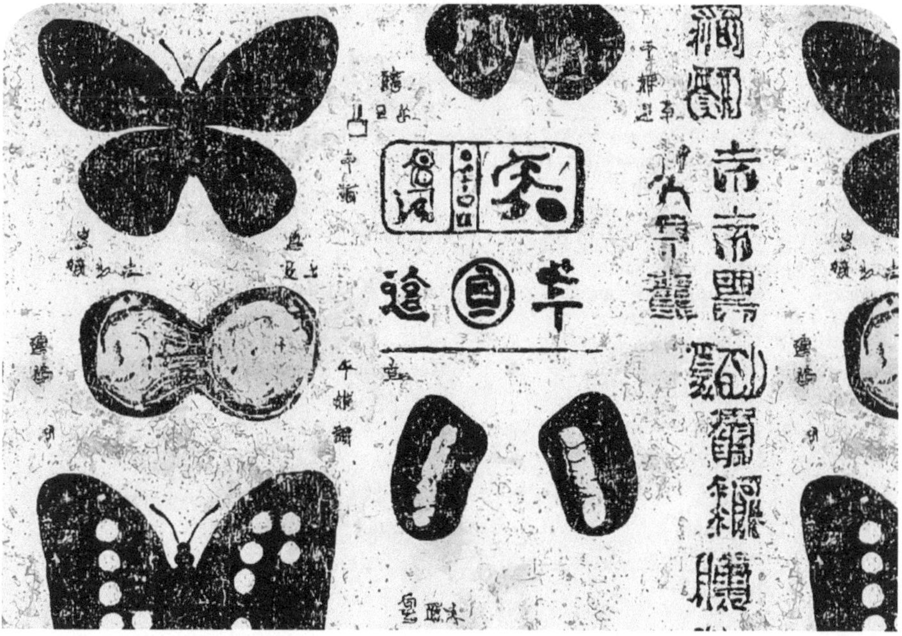

Quellen

Unser aufrichtiger Dank gilt allen Autoren der zitierten wissenschaftlichen und nicht-wissenschaftlichen Quellen, den Betreibern der referenzierten Internetseiten sowie den Urhebern der verwendeten Bilder, Grafiken und Studien, deren wertvolle Arbeiten zur Entstehung dieses Buches beigetragen haben.

Für weitere Informationen empfehlen wir Ihnen, die Quellen-Websites zu besuchen.

Sollten Sie Fehler bei der Zuordnung oder andere Unstimmigkeiten entdecken, kontaktieren Sie uns bitte.

Alle Quellen wurden zuletzt aufgerufen am: 2025-02-08

[s1] - https://www.ncbi.nlm.nih.gov/books/NBK560743/

Autor:	Jose G. Sanchez Jimenez, Orlando De Jesus	**Titel:**	Hypothalamic Dysfunction
von:	StatPearls Publishing	**Datum:**	2023/08/23
Webseite:	NCBI Bookshelf	**Publisher:**	StatPearls Publishing

[s2] - https://www.ncbi.nlm.nih.gov/books/NBK538327/

Autor:	Timothy J. O'Toole, Sandeep Sharma	**Titel:**	Physiology, Somatostatin
von:	StatPearls Publishing	**Datum:**	2023/07/24
Webseite:	NCBI Bookshelf	**Publisher:**	StatPearls Publishing

[s3] - https://www.ncbi.nlm.nih.gov/books/NBK526069/

Autor:	Brian Cuzzo, Sandeep A. Padala, Sarah L. Lappin	**Titel:**	Physiology, Vasopressin
von:	StatPearls Publishing	**Datum:**	2023/08/14
Webseite:	NCBI Bookshelf	**Publisher:**	StatPearls Publishing

[s4] - https://pubmed.ncbi.nlm.nih.gov/14692598/

Autor:	Speakman JR;Selman C.	**Titel:**	Physical activity and resting metabolic rate
von:	PubMed	**DOI:**	10.1079/PNS2003282
Datum:	2003 Aug	**Webseite:**	PubMed
Publisher:	Proc Nutr Soc		

[s5] - https://pubmed.ncbi.nlm.nih.gov/10919953/

Autor:	Coyle EF	**Titel:**	Physical activity as a metabolic stressor
von:	PubMed	**DOI:**	10.1093/ajcn/72.2.512S
Datum:	2000 Aug	**Webseite:**	PubMed
Publisher:	Am J Clin Nutr		

[s6] - https://pmc.ncbi.nlm.nih.gov/articles/PMC7377236/

Autor:	John P Thyfault, Audrey Bergouignan	**Titel:**	Exercise and metabolic health: beyond skeletal muscle
DOI:	10.1007/s00125-020-05177-6	**Datum:**	2020 Jun 11
Webseite:	PubMed Central (PMC)	**Publisher:**	Diabetologia

[s7] - https://www.ncbi.nlm.nih.gov/pmc/articles/PMC9693488/

Autor:	Xiaolong Li, Feifei Yuan, Lili Zhou	**Titel:**	Organ Crosstalk in Acute Kidney Injury: Evidence and Mechanisms
von:	State Key Laboratory of Organ Failure Research, National Clinical Research Center of Kidney Disease, Division of Nephrology, Nanfang Hospital, Southern Medical University, Guangzhou	**DOI:**	10.3390/jcm11226637
Datum:	2022 Nov 9	**Webseite:**	PubMed Central (PMC)
Publisher:	Journal of Clinical Medicine		

[s8] - https://www.nlm.nih.gov/medlineplus/laboratorytests.html

Titel:	Laboratory Tests	**von:**	National Library of Medicine
Datum:	2017-12-13	**Webseite:**	MedlinePlus
Publisher:	National Library of Medicine		

[s9] https://www.ninds.nih.gov/health-information/disorders/neurological-diagnostic-tests-and-procedures

Titel:	Neurological Diagnostic Tests and Procedures | National Institute of Neurological Disorders and Stroke	**von:**	National Institute of Neurological Disorders and Stroke (NINDS)
Webseite:	National Institute of Neurological Disorders and Stroke	**Publisher:**	National Institute of Neurological Disorders and Stroke (NINDS)

[s10] - https://www.nlm.nih.gov/medlineplus/metabolicpanel.html

Titel:	Comprehensive Metabolic Panel (CMP): MedlinePlus Medical Test	**von:**	National Library of Medicine
Datum:	December 4, 2023	**Webseite:**	MedlinePlus
Publisher:	National Institutes of Health (NIH)		

[s11] - https://www.niams.nih.gov/health-topics/rheumatoid-arthritis/diagnosis-treatment-and-steps-to-take

Autor:	NIAMS Science Communications and Outreach Branch	**Titel:**	Rheumatoid Arthritis: Diagnosis, Treatment, and Steps to Take
von:	National Institute of Arthritis and Musculoskeletal and Skin Diseases (NIAMS)	**Datum:**	2017-04-20
Webseite:	niams.nih.gov	**Publisher:**	NIAMS

[s12] - https://pubmed.ncbi.nlm.nih.gov/8757353/

Autor:	Boland BJ; Wollan PC; Silverstein MD	**Titel:**	Yield of laboratory tests for case-finding in the ambulatory general medical examination
von:	PubMed	**DOI:**	10.1016/s0002-9343(96)80068-4
Datum:	1996 Aug	**Webseite:**	PubMed
Publisher:	Am J Med		

[s13] - https://www.nlm.nih.gov/medlineplus/diagnosticimaging.html

Titel:	Diagnostic Imaging	**von:**	National Library of Medicine
Datum:	2000-02-03	**Webseite:**	MedlinePlus
Publisher:	National Library of Medicine		

[s14] - https://www.niddk.nih.gov/health-information/diagnostic-tests/urinary-tract-imaging

Titel:	Urinary Tract Imaging - NIDDK	**von:**	National Institute of Diabetes and Digestive and Kidney Diseases (NIDDK)
Datum:	2025-01-15	**Webseite:**	NIDDK
Publisher:	NIDDK - National Institute of Diabetes and Digestive and Kidney Diseases		

[s15] - https://pubmed.ncbi.nlm.nih.gov/19951909/

Autor:	Sangiovanni A; Manini MA; Iavarone M; Romeo R; Forzenigo LV; Fraquelli M; Massironi S; Della Corte C; Ronchi G; Rumi MG; Biondetti P; Colombo M	**Titel:**	The diagnostic and economic impact of contrast imaging techniques in the diagnosis of small hepatocellular carcinoma in cirrhosis
von:	PubMed	**DOI:**	10.1136/gut.2009.187286
Datum:	2010 May	**Webseite:**	PubMed
Publisher:	Gut		

[s16] - https://pubmed.ncbi.nlm.nih.gov/35707373/

Autor:	Hussain S, Mubeen I, Ullah N, Shah SSUD, Khan BA, Zahoor M, Ullah R, Khan FA, Sultan MA	**Titel:**	Modern Diagnostic Imaging Technique Applications and Risk Factors in the Medical Field: A Review
DOI:	10.1155/2022/5164970	**Datum:**	06/06/2022
Webseite:	PubMed	**Publisher:**	Biomed Res Int

[s17] - https://pmc.ncbi.nlm.nih.gov/articles/PMC10726078/

Autor:	Hamd E Yazdaan, Fnu Jaya, Fnu Sanjna, Maha Junaid, Sohaib Rasool, Ahmadullah Baig, Mohammad Zubair Natt, Nikhil Maurya, Subhan Iqbal, Bisto Alungal Yeldo, Alina S Khan, Giustino Varrassi, Satesh Kumar, Mahima Khatri, Saira K Awan	**Titel:**	Advances in Thyroid Function Tests: Precision Diagnostics and Clinical Implications
von:	Cureus	**DOI:**	10.7759/cureus.48961
Datum:	2023 Nov 17	**Webseite:**	PubMed Central (PMC)
Publisher:	Cureus		

[s18] - https://www.niddk.nih.gov/health-information/diagnostic-tests/thyroid

Titel:	Thyroid Tests - NIDDK	**von:**	NIDDK - National Institute of Diabetes and Digestive and Kidney Diseases
Datum:	2024-12-13	**Webseite:**	National Institute of Diabetes and Digestive and Kidney Diseases
Publisher:	NIDDK		

[s19] - https://pmc.ncbi.nlm.nih.gov/articles/PMC2935336/

Autor:	Gregory A Brent	**Titel:**	Environmental Exposures and Autoimmune Thyroid Disease
von:	VA Greater Los Angeles Healthcare System, Departments of Medicine and Physiology, David Geffen School of Medicine at UCLA	**DOI:**	10.1089/thy.2010.1636
Datum:	2010 Jul	**Webseite:**	PubMed Central (PMC)
Publisher:	Thyroid		

[s20] - https://pmc.ncbi.nlm.nih.gov/articles/PMC3271310/

Autor:	Katja Zaletel, Simona Gaberšček	**Titel:**	Hashimoto's Thyroiditis: From Genes to the Disease
von:	Department of Nuclear Medicine, University Medical Centre Ljubljana, Ljubljana, Slovenia	**DOI:**	10.2174/138920211798120763
Datum:	2011 Dec	**Webseite:**	PubMed Central (PMC)
Publisher:	Current Genomics		

[s21] - https://pmc.ncbi.nlm.nih.gov/articles/PMC6275017/

Autor:	Céline Tiffon	**Titel:**	The Impact of Nutrition and Environmental Epigenetics on Human Health and Disease
von:	French National Cancer Institute	**DOI:**	10.3390/ijms19113425
Datum:	2018 Nov 1	**Webseite:**	PubMed Central (PMC)
Publisher:	International Journal of Molecular Sciences		

[s22] - https://www.ncbi.nlm.nih.gov/books/NBK459466/

Autor:	Juan-Sebastián Franco, Jenny Amaya-Amaya, Juan-Manuel Anaya	**Titel:**	Thyroid disease and autoimmune diseases
von:	El Rosario University Press	**Datum:**	2013/07/18
Webseite:	NCBI Bookshelf	**Publisher:**	El Rosario University Press

[s23] - https://www.ncbi.nlm.nih.gov/books/NBK448195/

Autor:	Binod Pokhrel; Kamal Bhusal	**Titel:**	Graves Disease
von:	StatPearls Publishing	**Datum:**	2023/06/20
Webseite:	NCBI Bookshelf	**Publisher:**	StatPearls Publishing

[s24] - https://pmc.ncbi.nlm.nih.gov/articles/PMC6619426/

Autor:	Layal Chaker, Antonio C Bianco, Jacqueline Jonklaas, Robin P Peeters	**Titel:**	Hypothyroidism
von:	PubMed Central (PMC)	**DOI:**	10.1016/S0140-6736(17)30703-1
Datum:	2017 Mar 20	**Webseite:**	PubMed Central (PMC)
Publisher:	Lancet (London, England)		

[s25] - https://www.ncbi.nlm.nih.gov/books/NBK459248/

Autor:	Supreeya Swarup, Intisar Ahmed, Yulia Grigorova, Roman Zeltser	**Titel:**	Metabolic Syndrome
von:	StatPearls Publishing	**Datum:**	2024/03/07
Webseite:	NCBI Bookshelf	**Publisher:**	StatPearls Publishing

[s26] - https://www.ncbi.nlm.nih.gov/books/NBK559331/

Autor:	Ashithkumar Beloor Suresh, Ria Monica D. Asuncion	**Titel:**	Myasthenia Gravis
von:	StatPearls Publishing	**Datum:**	2023/08/08
Webseite:	NCBI Bookshelf	**Publisher:**	StatPearls Publishing

[s27] - https://pmc.ncbi.nlm.nih.gov/articles/PMC10214500/

Autor:	Benjamin Cohen, Adam Cadesky, Shuchie Jaggi	**Titel:**	Dermatologic manifestations of thyroid disease: a literature review
von:	Donald and Barbara Zucker School of Medicine at Hofstra/Northwell	**DOI:**	10.3389/fendo.2023.1167890
Datum:	2023 May 12	**Webseite:**	PMC
Publisher:	Frontiers in Endocrinology		

[s28] - https://pmc.ncbi.nlm.nih.gov/articles/PMC8905334/

Autor:	Jacqueline Jonklaas	**Titel:**	Optimal Thyroid Hormone Replacement
von:	Georgetown University, Division of Endocrinology, Washington, DC 20007, USA	**DOI:**	10.1210/endrev/bnab031
Datum:	2021 Sep 20	**Webseite:**	PubMed Central (PMC)
Publisher:	Endocrine Reviews		

[s29] - https://www.niddk.nih.gov/health-information/endocrine-diseases/hashimotos-disease

Titel:	Hashimoto's Disease	**von:**	National Institute of Diabetes and Digestive and Kidney Diseases (NIDDK)
Datum:	2025-01-03	**Webseite:**	NIDDK
Publisher:	NIDDK - National Institute of Diabetes and Digestive and Kidney Diseases		

[s30] - https://pmc.ncbi.nlm.nih.gov/articles/PMC6619426/

Autor:	Layal Chaker, Antonio C Bianco, Jacqueline Jonklaas, Robin P Peeters	**Titel:**	Hypothyroidism
von:	Academic Centre for Thyroid Disease, Erasmus University Medical Centre; Division of Endocrinology and Metabolism, Rush University Medical Center; Division of Endocrinology, Georgetown University	**DOI:**	10.1016/S0140-6736(17)30703-1
Datum:	2017 Mar 20	**Webseite:**	PubMed Central (PMC)
Publisher:	Lancet (London, England)		

[s31] - https://www.ncbi.nlm.nih.gov/books/NBK279005/

Autor:	Matthew I Kim	**Titel:**	Hypothyroidism in Older Adults
von:	MDText.com, Inc.	**Datum:**	2020/07/14
Webseite:	NCBI Bookshelf	**Publisher:**	MDText.com, Inc.

[s32] - https://www.niddk.nih.gov/health-information/endocrine-diseases/multiple-endocrine-neoplasia-type-1

Titel:	Multiple Endocrine Neoplasia Type 1 - NIDDK	**von:**	National Institute of Diabetes and Digestive and Kidney Diseases (NIDDK)
Datum:	2025-01-16	**Webseite:**	NIDDK
Publisher:	NIDDK - National Institute of Diabetes and Digestive and Kidney Diseases		

[s33] - https://www.niddk.nih.gov/health-information/endocrine-diseases/cushings-syndrome

Titel:	Cushing's Syndrome	**von:**	National Institute of Diabetes and Digestive and Kidney Diseases (NIDDK)
Datum:	2025-01-08	**Webseite:**	NIDDK
Publisher:	NIDDK - National Institute of Diabetes and Digestive and Kidney Diseases		

[s34] - https://www.ncbi.nlm.nih.gov/books/NBK500006/

Autor:	Muhammad A. Shahid, Muhammad A. Ashraf, Sandeep Sharma	**Titel:**	Physiology, Thyroid Hormone
von:	StatPearls Publishing	**Datum:**	2023/06/05
Webseite:	NCBI Bookshelf	**Publisher:**	StatPearls

[s35] - https://pmc.ncbi.nlm.nih.gov/articles/PMC9392461/

Autor:	Surya P Nuguru, Sriker Rachakonda, Shravani Sripathi, Mashal I Khan, Naomi Patel, Roja T Meda	**Titel:**	Hypothyroidism and Depression: A Narrative Review
von:	Kamineni Academy of Medical Sciences and Research Center, Bogomolets National Medical University, Bhaskar Medical College, Khyber Girls Medical College, Smt. Nathiba Hargovandas Lakhmichand (NHL) Municipal Medical College, Narayana Medical College	**DOI:**	10.7759/cureus.28201
Datum:	2022 Aug 20	**Webseite:**	PubMed Central (PMC)
Publisher:	Cureus		

[s36] - https://pmc.ncbi.nlm.nih.gov/articles/PMC10843736/

Autor:	Antonio C Bianco	**Titel:**	Emerging Therapies in Hypothyroidism
von:	University of Chicago School of Medicine	**DOI:**	10.1146/annurev-med-060622-101007
Datum:	2023 Sep 22	**Webseite:**	PubMed Central (PMC)
Publisher:	Annual review of medicine		

[s37] - https://pmc.ncbi.nlm.nih.gov/articles/PMC11221272/

Autor:	Sabina Casula, Matthew D Ettleson, Antonio C Bianco	**Titel:**	Are We Restoring Thyroid Hormone Signaling in LT4-Treated Patients with Residual Symptoms of Hypothyroidism?
von:	National Library of Medicine (NLM)	**DOI:**	10.1016/j.eprac.2023.04.003
Datum:	2023 Jul	**Webseite:**	PubMed Central (PMC)
Publisher:	Endocrine practice : official journal of the American College of Endocrinology and the American Association of Clinical Endocrinologists		

[s38] - https://pmc.ncbi.nlm.nih.gov/articles/PMC4264616/

Autor:	Mary H Samuels	**Titel:**	Psychiatric and cognitive manifestations of hypothyroidism
von:	Oregon Health & Science University	**DOI:**	10.1097/MED.0000000000000089
Datum:	2014 Oct	**Webseite:**	PubMed Central (PMC)
Publisher:	Current opinion in endocrinology, diabetes, and obesity		

[s39] - https://pmc.ncbi.nlm.nih.gov/articles/PMC6507635/

Autor:	Bernadette Biondi, George J Kahaly, R Paul Robertson	**Titel:**	Thyroid Dysfunction and Diabetes Mellitus: Two Closely Associated Disorders
DOI:	10.1210/er.2018-00163	**Datum:**	2019 Jan 14
Webseite:	PubMed Central (PMC)		

[s40] - https://ods.od.nih.gov/factsheets/Iodine-HealthProfessional/

Titel:	Iodine - Health Professional Fact Sheet	**von:**	Office of Dietary Supplements
Webseite:	Office of Dietary Supplements	**Publisher:**	National Institutes of Health

[s41] - https://pmc.ncbi.nlm.nih.gov/articles/PMC5307254/

Autor:	Mara Ventura, Miguel Melo, Francisco Carrilho	**Titel:**	Selenium and Thyroid Disease: From Pathophysiology to Treatment
von:	National Center for Biotechnology Information (NCBI)	**DOI:**	10.1155/2017/1297658
Datum:	2017 Jan 31	**Webseite:**	PubMed Central (PMC)
Publisher:	International Journal of Endocrinology		

[s42] - https://www.niddk.nih.gov/health-information/endocrine-diseases/hypothyroidism

Titel:	Hypothyroidism (Underactive Thyroid)	**von:**	National Institute of Diabetes and Digestive and Kidney Diseases (NIDDK)
Datum:	2025-01-15	**Webseite:**	NIDDK
Publisher:	NIDDK - National Institute of Diabetes and Digestive and Kidney Diseases		

[s43] - https://pubmed.ncbi.nlm.nih.gov/36839399/

Autor:	Osowiecka K; Myszkowska-Ryciak J	**Titel:**	The Influence of Nutritional Intervention in the Treatment of Hashimoto's Thyroiditis-A Systematic Review
von:	PubMed	**DOI:**	10.3390/nu15041041
Datum:	02/20/2023	**Webseite:**	PubMed
Publisher:	Nutrients		

[s44] - https://pmc.ncbi.nlm.nih.gov/articles/PMC9101513/

Autor:	Yana Danailova, Tsvetelina Velikova, Georgi Nikolaev, Zorka Mitova, Alexander Shinkov, Hristo Gagov, Rossitza Konakchieva	**Titel:**	Nutritional Management of Thyroiditis of Hashimoto
von:	Sofia University "St. Kliment Ohridski", University Hospital Lozenetzz, Bulgarian Academy of Sciences, Medical University of Sofia	**DOI:**	10.3390/ijms23095144
Datum:	2022 May 5	**Webseite:**	PubMed Central (PMC)

[s45] - https://ods.od.nih.gov/factsheets/Iodine-HealthProfessional/

Titel:	Iodine - Health Professional Fact Sheet	**von:**	NIH Office of Dietary Supplements
Webseite:	Office of Dietary Supplements	**Publisher:**	National Institutes of Health

[s46] - https://ods.od.nih.gov/factsheets/Iodine-Consumer/

Titel:	Iodine - Consumer	**von:**	Office of Dietary Supplements (ODS), National Institutes of Health (NIH)
Webseite:	ODS.OD.NIH.gov		

[s47] - https://pmc.ncbi.nlm.nih.gov/articles/PMC9962371/

Autor:	Karolina Osowiecka, Joanna Myszkowska-Ryciak	**Titel:**	The Influence of Nutritional Intervention in the Treatment of Hashimoto's Thyroiditis—A Systematic Review
von:	Warsaw University of Life Sciences (WULS)	**DOI:**	10.3390/nu15041041
Datum:	2023 Feb 20	**Webseite:**	PubMed Central (PMC)
Publisher:	Nutrients		

[s48] - https://pmc.ncbi.nlm.nih.gov/articles/PMC7440342/

Autor:	Hyongjun Kim, Sun-Young Moon, Kyungsun Han, Jun-Hwan Lee, Jong Hwan Im, Sungha Kim, Jeong-Eun Yoo	**Titel:**	Treatment of hypothyroidism using Korean medicine: 2 case reports
DOI:	10.1097/MD.0000000000019737	**Datum:**	2020 May 1
Webseite:	PubMed Central (PMC)	**Publisher:**	Medicine

[s49] - https://pmc.ncbi.nlm.nih.gov/articles/PMC10966165/

Autor:	Abhijit Baishya, Kashinath Metri	**Titel:**	Effects of yoga on hypothyroidism: A systematic review
von:	National Library of Medicine (NLM); National Institutes of Health (NIH); Department of Yoga, Central University of Rajasthan, India	**DOI:**	10.1016/j.jaim.2024.100891
Datum:	2024 Mar 19	**Webseite:**	PubMed Central (PMC)
Publisher:	Journal of Ayurveda and Integrative Medicine		

[s50] - https://pmc.ncbi.nlm.nih.gov/articles/PMC9934045/

Autor:	Filip Medić, Miro Bakula, Maša Alfirević, Maja Bakula, Katarina Mucić, Nikolina Marić	**Titel:**	AMIODARONE AND THYROID DYSFUNCTION
von:	Sveti Duh University Hospital, Zagreb, Croatia; School of Medicine, University of Zagreb, Zagreb, Croatia; Merkur University Hospital, Vuk Vrhovac University Clinic for Diabetes and Metabolism, Zagreb, Croatia	**DOI:**	10.20471/acc.2022.61.02.20
Datum:	2022 Aug	**Webseite:**	PubMed Central (PMC)
Publisher:	Acta Clinica Croatica		

[s51] - https://pubmed.ncbi.nlm.nih.gov/24783045/

Autor:	Iwen KA, Schröder E, Brabant G	**Titel:**	Thyroid hormones and the metabolic syndrome
DOI:	10.1159/000351249	**Datum:**	2013 Jun
Webseite:	PubMed	**Publisher:**	Eur Thyroid J

[s52] - https://pmc.ncbi.nlm.nih.gov/articles/PMC5471726/

Autor:	Saroj Khatiwada, Santosh Kumar Sah, Rajendra KC, Nirmal Baral, Madhab Lamsal	**Titel:**	Thyroid dysfunction in metabolic syndrome patients and its relationship with components of metabolic syndrome
DOI:	10.1186/s40842-016-0021-0	**Datum:**	2016 Feb 1
Webseite:	PubMed Central (PMC)	**Publisher:**	Clinical Diabetes and Endocrinology

[s53] - https://pubmed.ncbi.nlm.nih.gov/21044253/

Autor:	van Leersum NJ, van Leersum RL, Verwey HF, Klautz RJ	**Titel:**	Pain symptoms accompanying chronic poststernotomy pain: a pilot study
von:	National Center for Biotechnology Information	**DOI:**	10.1111/j.1526-4637.2010.00975.x
Datum:	2010 Nov	**Webseite:**	PubMed
Publisher:	Pain Med		

[s54] - https://pubmed.ncbi.nlm.nih.gov/17011351/

Autor:	Franco Mongini, Eugenia Rota, Andrea Novello	**Titel:**	Accompanying symptoms and psychiatric comorbidity in migraine and tension-type headache patients
von:	PubMed	**DOI:**	10.1016/j.jpsychores.2006.03.005
Datum:	2006 Oct	**Webseite:**	PubMed
Publisher:	J Psychosom Res		

[s55] - https://pubmed.ncbi.nlm.nih.gov/23534887/

Autor:	Zidverc-Trajkovic J;Podgorac A; Radojicic A;Sternic N	**Titel:**	Migraine-like accompanying features in patients with cluster headache. How important are they?
DOI:	10.1111/head.12077	**Datum:**	2013 Oct
Webseite:	PubMed	**Publisher:**	Headache

[s56] - https://pmc.ncbi.nlm.nih.gov/articles/PMC9962371/

Autor:	Karolina Osowiecka, Joanna Myszkowska-Ryciak	**Titel:**	The Influence of Nutritional Intervention in the Treatment of Hashimoto's Thyroiditis—A Systematic Review
von:	Warsaw University of Life Sciences (WULS)	**DOI:**	10.3390/nu15041041
Datum:	2023 Feb 20	**Webseite:**	PubMed Central (PMC)
Publisher:	Nutrients		

[s57] - https://pmc.ncbi.nlm.nih.gov/articles/PMC11314468/

Autor:	Anna-Mariia Shulhai, Roberta Rotondo, Maddalena Petraroli, Viviana Patianna, Barbara Predieri, Lorenzo Iughetti, Susanna Esposito, Maria Elisabeth Street	**Titel:**	The Role of Nutrition on Thyroid Function
von:	University of Parma; University Hospital of Parma; University of Modena and Reggio Emilia	**DOI:**	10.3390/nu16152496
Datum:	2024 Jul 31	**Webseite:**	PMC (PubMed Central)
Publisher:	MDPI		

[s58] - https://pmc.ncbi.nlm.nih.gov/articles/PMC8634384/

Autor:	Kinga Skoracka, Alicja Ewa Ratajczak, Anna Maria Rychter, Agnieszka Dobrowolska, Iwona Krela-Kaźmierczak	**Titel:**	Female Fertility and the Nutritional Approach: The Most Essential Aspects
von:	Poznan University of Medical Sciences	**DOI:**	10.1093/advances/nmab068
Datum:	2021 Jun 17	**Webseite:**	PubMed Central (PMC)
Publisher:	Advances in Nutrition		

[s59] - https://pmc.ncbi.nlm.nih.gov/articles/PMC9710417/

Autor:	Aysha Karim Kiani, Kristjana Dhuli, Kevin Donato, Barbara Aquilanti, Valeria Velluti, Giuseppina Matera, Amerigo Iaconelli, Stephen Thaddeus Connelly, Francesco Bellinato, Paolo GIsondi, Matteo Bertelli	**Titel:**	Main nutritional deficiencies
von:	National Library of Medicine (NLM)	**DOI:**	10.15167/2421-4248/jpmh2022.63.2S3.2752
Datum:	2022 Oct 17	**Webseite:**	PubMed Central (PMC)
Publisher:	Journal of Preventive Medicine and Hygiene		

[s60] - https://www.ncbi.nlm.nih.gov/books/NBK597352/

Autor:	Santiago Espinosa-Salas, Mauricio Gonzalez-Arias	**Titel:**	Nutrition: Micronutrient Intake, Imbalances, and Interventions
von:	StatPearls Publishing	**Datum:**	2023/09/21
Webseite:	NCBI Bookshelf	**Publisher:**	StatPearls Publishing

[s61] - https://pmc.ncbi.nlm.nih.gov/articles/PMC9962371/

Autor:	Karolina Osowiecka, Joanna Myszkowska-Ryciak	**Titel:**	The Influence of Nutritional Intervention in the Treatment of Hashimoto's Thyroiditis—A Systematic Review
von:	Warsaw University of Life Sciences (WULS)	**DOI:**	10.3390/nu15041041
Datum:	2023 Feb 20	**Webseite:**	PubMed Central (PMC)
Publisher:	Nutrients		

[s62] - https://pmc.ncbi.nlm.nih.gov/articles/PMC6619426/

Autor:	Layal Chaker, Antonio C Bianco, Jacqueline Jonklaas, Robin P Peeters	**Titel:**	Hypothyroidism
von:	PubMed Central (PMC)	**DOI:**	10.1016/S0140-6736(17)30703-1
Datum:	2017 Mar 20	**Webseite:**	PMC
Publisher:	Lancet (London, England)		

[s63] - https://pmc.ncbi.nlm.nih.gov/articles/PMC9710417/

Autor:	AYSHA KARIM KIANI, KRISTJANA DHULI, KEVIN DONATO, BARBARA AQUILANTI, VALERIA VELLUTI, GIUSEPPINA MATERA, AMERIGO IACONELLI, STEPHEN THADDEUS CONNELLY, FRANCESCO BELLINATO, PAOLO GISONDI, MATTEO BERTELLI	**Titel:**	Main nutritional deficiencies
von:	MAGI EUREGIO, MAGI'S LAB, UOSD Medicina Bariatrica, Fondazione Policlinico Agostino Gemelli IRCCS, San Francisco Veterans Affairs Health Care System, Department of Oral & Maxillofacial Surgery, University of California, Section of Dermatology and Venereology, Department of Medicine, University of Verona, MAGISNAT	**DOI:**	10.15167/2421-4248/jpmh2022.63.2S3.2752
Datum:	2022 Oct 17	**Webseite:**	PubMed Central (PMC)
Publisher:	Journal of Preventive Medicine and Hygiene		

[s64] - https://pmc.ncbi.nlm.nih.gov/articles/PMC10386647/

Autor:	Antonis Zavros, Eleni Andreou, George Aphamis, Gregory C Bogdanis, Giorgos K Sakkas, Zoe Roupa, Christoforos D Giannaki	**Titel:**	The Effects of Zinc and Selenium Co-Supplementation on Resting Metabolic Rate, Thyroid Function, Physical Fitness, and Functional Capacity in Overweight and Obese People under a Hypocaloric Diet: A Randomized, Double-Blind, and Placebo-Controlled Trial
von:	University of Nicosia; National and Kapodistrian University of Athens; University of Thessaly	**DOI:**	10.3390/nu15143133
Datum:	2023 Jul 13	**Webseite:**	PMC (PubMed Central)
Publisher:	Nutrients		

[s65] - https://pubmed.ncbi.nlm.nih.gov/37013429/

Autor:	Javidi N, Khorasani ZM, Salari R, Niroumand S, Yousefi M	**Titel:**	Achievements in Hypothyroidism Treatment with Herbal Medicine: A Systematic Review of Randomized Controlled Trials
von:	PubMed	**DOI:**	10.2174/1570163820666230403091841
Datum:	2023	**Webseite:**	pubmed.ncbi.nlm.nih.gov
Publisher:	Curr Drug Discov Technol		

[s66] - https://pmc.ncbi.nlm.nih.gov/articles/PMC7440342/

Autor:	Hyongjun Kim, Sun-Young Moon, Kyungsun Han, Jun-Hwan Lee, Jong Hwan Im, Sungha Kim, Jeong-Eun Yoo	**Titel:**	Treatment of hypothyroidism using Korean medicine: 2 case reports
DOI:	10.1097/MD.0000000000019737	**Datum:**	2020 May 1
Webseite:	PubMed Central (PMC)	**Publisher:**	Medicine

[s67] - https://pubmed.ncbi.nlm.nih.gov/39619751/

Autor:	Fatemeh Ghaffari-Saravi; Assie Jokar	**Titel:**	Herbal remedies for hypothyroidism: A systematic review and meta-analysis
von:	National Center for Biotechnology Information (NCBI)	**DOI:**	10.22088/cjim.16.1.1
Datum:	10/19/2024	**Webseite:**	PubMed
Publisher:	Caspian J Intern Med		

[s68] - https://pmc.ncbi.nlm.nih.gov/articles/PMC11607114/

Autor:	Fatemeh Ghaffari-Saravi, Assie Jokar	**Titel:**	Herbal remedies for hypothyroidism: A systematic review and meta-analysis
von:	Mazandaran University of Medical Sciences	**DOI:**	10.22088/cjim.16.1.1
Datum:	2024 Oct 19	**Webseite:**	PubMed Central (PMC)
Publisher:	Caspian Journal of Internal Medicine		

[s69] - https://pmc.ncbi.nlm.nih.gov/articles/PMC6544778/

Autor:	Xiaoxi Zeng, Yong Yuan, Taixiang Wu, Liu Yan, Han Su	**Titel:**	Chinese herbal medicines for hyperthyroidism
DOI:	10.1002/14651858.CD005450.pub2	**Datum:**	2007 Apr 18
Webseite:	PubMed Central (PMC)	**Publisher:**	The Cochrane Database of Systematic Reviews

[s70] - https://pmc.ncbi.nlm.nih.gov/articles/PMC7013308/

Autor:	Yang Yang, Qin Chen, Wen-Ying Yu, Huan-Huan Zhang, Yu-Sen Zhong, Song-Zhao Zhang, Jia-Feng Wang, Chen-Huan Yu	**Titel:**	Herbal Active Ingredients: An Emerging Potential for the Prevention and Treatment of Papillary Thyroid Carcinoma
DOI:	10.1155/2020/1340153	**Datum:**	2020 Jan 31
Webseite:	PubMed Central (PMC)	**Publisher:**	BioMed Research International

[s71] - https://pmc.ncbi.nlm.nih.gov/articles/PMC9101513/

Autor:	Yana Danailova, Tsvetelina Velikova, Georgi Nikolaev, Zorka Mitova, Alexander Shinkov, Hristo Gagov, Rossitza Konakchieva	**Titel:**	Nutritional Management of Thyroiditis of Hashimoto
von:	Sofia University "St. Kliment Ohridski", University Hospital Lozenetz, Institute of Experimental Morphology, Pathology and Anthropology with Museum, Bulgarian Academy of Sciences, Medical University of Sofia	**DOI:**	10.3390/ijms23095144
Datum:	2022 May 5	**Webseite:**	PubMed Central (PMC)
Publisher:	International Journal of Molecular Sciences		

[s72] - https://pmc.ncbi.nlm.nih.gov/articles/PMC6749531/

Autor:	Bo Cao, Xi-Chuan Wei, Xiao-Rong Xu, Hai-Zhu Zhang, Chuan-Hong Luo, Bi Feng, Run-Chun Xu, Sheng-Yu Zhao, Xiao-Juan Du, Li Han, Ding-Kun Zhang	**Titel:**	Seeing the Unseen of the Combination of Two Natural Resins, Frankincense and Myrrh: Changes in Chemical Constituents and Pharmacological Activities
von:	Pharmacy College, Chengdu University of Traditional Chinese Medicine; Key Laboratory Breeding Base of Systematic Research and Utilization on Chinese Material Medical Resources Co-founded by Sichuan Province and Ministry of Science and Technology, Chengdu 611137, China; Department of Pharmacy and Chemistry, Dali University, Dali 671000, China; Chengdu Yong Kang Pharmaceutical Co., Ltd., Chengdu 611130, China	**DOI:**	10.3390/molecules24173076
Datum:	2019 Aug 24	**Webseite:**	PubMed Central (PMC)
Publisher:	MDPI		

[s73] - https://pmc.ncbi.nlm.nih.gov/articles/PMC11544504/

Autor:	Palash S Kotak, Abhinav Kadam, Sourya Acharya, Sunil Kumar, Anuj Varma	**Titel:**	Beyond the Thyroid: A Narrative Review of Extra-thyroidal Manifestations in Hashimoto's Disease
von:	Jawaharlal Nehru Medical College, Datta Meghe Institute of Higher Medical Research, Wardha, IND	**DOI:**	10.7759/cureus.71126
Datum:	2024 Oct 9	**Webseite:**	PMC (PubMed Central)
Publisher:	Cureus		

[s74] - https://pmc.ncbi.nlm.nih.gov/articles/PMC9101513/

Autor:	Yana Danailova, Tsvetelina Velikova, Georgi Nikolaev, Zorka Mitova, Alexander Shinkov, Hristo Gagov, Rossitza Konakchieva	**Titel:**	Nutritional Management of Thyroiditis of Hashimoto
DOI:	10.3390/ijms23095144	**Datum:**	2022 May 5
Webseite:	PubMed Central (PMC)		

[s75] - https://www.ncbi.nlm.nih.gov/books/NBK459466/

Autor:	Juan-Sebastián Franco, Jenny Amaya-Amaya, Juan-Manuel Anaya	**Titel:**	Thyroid disease and autoimmune diseases
von:	El Rosario University Press	**Datum:**	2013/07/18
Webseite:	NCBI Bookshelf	**Publisher:**	El Rosario University Press

[s76] - https://www.ncbi.nlm.nih.gov/books/NBK459262/

Autor:	Dana L. Mincer, Ishwarlal Jialal	**Titel:**	Hashimoto Thyroiditis
von:	StatPearls Publishing	**Datum:**	2023/07/29
Webseite:	NCBI Bookshelf	**Publisher:**	StatPearls

[s77] - https://pmc.ncbi.nlm.nih.gov/articles/PMC9142813/

Autor:	Joanna Bogusławska, Marlena Godlewska, Ewa Gajda, Agnieszka Piekiełko-Witkowska	**Titel:**	Cellular and molecular basis of thyroid autoimmunity
von:	Centre of Postgraduate Medical Education, Department of Biochemistry and Molecular Biology, Warsaw, Poland	**DOI:**	10.1530/ETJ-21-0024
Datum:	2021 Nov 1	**Webseite:**	PubMed Central (PMC)
Publisher:	European Thyroid Journal		

[s78] - https://pmc.ncbi.nlm.nih.gov/articles/PMC10385100/

Autor:	Filip Lebiedziński, Katarzyna Aleksandra Lisowska	**Titel:**	Impact of Vitamin D on Immunopathology of Hashimoto's Thyroiditis: From Theory to Practice
von:	Medical University of Gdańsk	**DOI:**	10.3390/nu15143174
Datum:	2023 Jul 17	**Webseite:**	PubMed Central (PMC)
Publisher:	Nutrients		

[s79] - https://pmc.ncbi.nlm.nih.gov/articles/PMC9478900/

Autor:	Joanna Klubo-Gwiezdzinska, Leonard Wartofsky	**Titel:**	Hashimoto thyroiditis: an evidence-based guide to etiology, diagnosis and treatment
von:	National Institutes of Health, Georgetown University School of Medicine	**DOI:**	10.20452/pamw.16222
Datum:	2022 Mar 3	**Webseite:**	PubMed Central (PMC)
Publisher:	Polish archives of internal medicine		

[s80] - https://www.ncbi.nlm.nih.gov/books/NBK459262/

Autor:	Dana L. Mincer, Ishwarlal Jialal	**Titel:**	Hashimoto Thyroiditis
von:	StatPearls Publishing	**Datum:**	2023/07/29
Webseite:	NCBI Bookshelf	**Publisher:**	StatPearls Publishing

[s81] - https://www.ncbi.nlm.nih.gov/books/NBK459466/

Autor:	Juan-Sebastián Franco, Jenny Amaya-Amaya, Juan-Manuel Anaya	**Titel:**	Thyroid disease and autoimmune diseases
von:	El Rosario University Press	**Datum:**	2013/07/18
Webseite:	NCBI Bookshelf	**Publisher:**	El Rosario University Press

[s82] - https://pmc.ncbi.nlm.nih.gov/articles/PMC2699000/

Autor:	Ronald Daher, Thierry Yazbeck, Joe Bou Jaoude, Bassam Abboud	**Titel:**	Consequences of dysthyroidism on the digestive tract and viscera
von:	Hotel Dieu de France Hospital, Faculty of Medicine, Saint-Joseph University	**DOI:**	10.3748/wjg.15.2834
Datum:	2009 Jun 21	**Webseite:**	PMC (PubMed Central)
Publisher:	World Journal of Gastroenterology : WJG		

[s83] - https://pmc.ncbi.nlm.nih.gov/articles/PMC6507635/

Autor:	Bernadette Biondi, George J Kahaly, R Paul Robertson	**Titel:**	Thyroid Dysfunction and Diabetes Mellitus: Two Closely Associated Disorders
DOI:	10.1210/er.2018-00163	**Datum:**	2019 Jan 14
Webseite:	PubMed Central (PMC)	**Publisher:**	Endocrine Reviews

[s84] - https://pmc.ncbi.nlm.nih.gov/articles/PMC5422478/

Autor:	Eleonore Fröhlich, Richard Wahl	**Titel:**	Thyroid Autoimmunity: Role of Anti-thyroid Antibodies in Thyroid and Extra-Thyroidal Diseases
von:	University of Tuebingen; Medical University Graz	**DOI:**	10.3389/fimmu.2017.00521
Datum:	2017 May 9	**Webseite:**	PubMed Central (PMC)
Publisher:	Frontiers in Immunology		

[s85] - https://pmc.ncbi.nlm.nih.gov/articles/PMC10843736/

Autor:	Antonio C Bianco	**Titel:**	Emerging Therapies in Hypothyroidism
von:	University of Chicago School of Medicine	**DOI:**	10.1146/annurev-med-060622-101007
Datum:	2023 Sep 22	**Webseite:**	PubMed Central (PMC)
Publisher:	Annual review of medicine		

[s86] - https://pmc.ncbi.nlm.nih.gov/articles/PMC6822824/

Autor:	Leonidas H Duntas, Jacqueline Jonklaas	**Titel:**	Levothyroxine Dose Adjustment to Optimise Therapy Throughout a Patient's Lifetime
DOI:	10.1007/s12325-019-01078-2	**Datum:**	2019 Sep 4
Webseite:	PubMed Central (PMC)	**Publisher:**	Advances in Therapy

[s87] - https://www.niddk.nih.gov/health-information/endocrine-diseases/hypothyroidism

Titel:	Hypothyroidism (Underactive Thyroid) - NIDDK	**von:**	NIDDK - National Institute of Diabetes and Digestive and Kidney Diseases
Datum:	2025-01-15 16:13:22 -05:00	**Webseite:**	NIDDK
Publisher:	NIDDK		

[s88] - https://www.niddk.nih.gov/health-information/endocrine-diseases/hashimotos-disease

Titel:	Hashimoto's Disease	**von:**	National Institute of Diabetes and Digestive and Kidney Diseases (NIDDK)
Datum:	2025-01-03 19:40:06 -05:00	**Webseite:**	NIDDK
Publisher:	NIDDK - National Institute of Diabetes and Digestive and Kidney Diseases		

[s89] - https://pmc.ncbi.nlm.nih.gov/articles/PMC3847753/

Autor:	Serena Tonstad, Edward Nathan, Keiji Oda, Gary Fraser	**Titel:**	Vegan Diets and Hypothyroidism
von:	Loma Linda University; Oslo University Hospital	**DOI:**	10.3390/nu5114642
Datum:	2013 Nov 20	**Webseite:**	PubMed Central (PMC)
Publisher:	PMC		

[s90] - https://pubmed.ncbi.nlm.nih.gov/36839399/

Autor:	Karolina Osowiecka, Joanna Myszkowska-Ryciak	**Titel:**	The Influence of Nutritional Intervention in the Treatment of Hashimoto's Thyroiditis-A Systematic Review - PubMed
von:	PubMed	**DOI:**	10.3390/nu15041041
Datum:	02/20/2023	**Webseite:**	PubMed
Publisher:	Nutrients		

[s91] - https://pmc.ncbi.nlm.nih.gov/articles/PMC9101513/

Autor:	Yana Danailova, Tsvetelina Velikova, Georgi Nikolaev, Zorka Mitova, Alexander Shinkov, Hristo Gagov, Rossitza Konakchieva	**Titel:**	Nutritional Management of Thyroiditis of Hashimoto
von:	Sofia University "St. Kliment Ohridski", University Hospital Lozenetzz, Bulgarian Academy of Sciences, Medical University of Sofia	**DOI:**	10.3390/ijms23095144
Datum:	2022 May 5	**Webseite:**	PubMed Central (PMC)
Publisher:	International Journal of Molecular Sciences		

[s92] - https://pmc.ncbi.nlm.nih.gov/articles/PMC5817719/

Autor:	George E Naoum, Michael Morkos, Brian Kim, Waleed Arafat	**Titel:**	Novel targeted therapies and immunotherapy for advanced thyroid cancers
DOI:	10.1186/s12943-018-0786-0	**Datum:**	2018 Feb 19
Webseite:	PubMed Central (PMC)	**Publisher:**	Molecular Cancer

[s93] - https://pmc.ncbi.nlm.nih.gov/articles/PMC3068720/

Autor:	Syed Amin Tabish	**Titel:**	Complementary and Alternative Healthcare: Is it Evidence-based?
von:	National Center for Biotechnology Information (NCBI)	**Datum:**	2008 Jan
Webseite:	PubMed Central (PMC)	**Publisher:**	International Journal of Health Sciences

[s94] - https://pmc.ncbi.nlm.nih.gov/articles/PMC2913884/

Autor:	Mary Koithan, Cynthia Farrell	**Titel:**	Indigenous Native American Healing Traditions
von:	University of Arizona	**DOI:**	10.1016/j.nurpra.2010.03.016
Datum:	2010 Jun 1	**Webseite:**	PubMed Central (PMC)
Publisher:	The journal for nurse practitioners : JNP		

[s95] - https://pmc.ncbi.nlm.nih.gov/articles/PMC3621761/

Autor:	William E Hartmann, Joseph P Gone	**Titel:**	Incorporating Traditional Healing Into an Urban American Indian Health Organization: A Case Study of Community Member Perspectives
von:	University of Michigan	**DOI:**	10.1037/a0029067
Datum:	2012 Jun 25	**Webseite:**	PubMed Central (PMC)
Publisher:	Journal of counseling psychology		

[s96] - https://www.nccih.nih.gov/health/complementary-alternative-or-integrative-health-whats-in-a-name

Titel:	Complementary, Alternative, or Integrative Health: What's In a Name?	**von:**	National Center for Complementary and Integrative Health (NCCIH)
Webseite:	NCCIH		

[s97] - https://pubmed.ncbi.nlm.nih.gov/27134765/

Autor:	Pereira RF;Bártolo PJ.	**Titel:**	Traditional Therapies for Skin Wound Healing
von:	National Center for Biotechnology Information (NCBI)	**DOI:**	10.1089/wound.2013.0506
Datum:	05/01/2016	**Webseite:**	PubMed
Publisher:	Adv Wound Care (New Rochelle)		

[s98] - https://pmc.ncbi.nlm.nih.gov/articles/PMC4827280/

Autor:	Rúben F Pereira, Paulo J Bártolo	**Titel:**	Traditional Therapies for Skin Wound Healing
von:	Centre for Rapid and Sustainable Product Development (CDRsp), Polytechnic Institute of Leiria, Marinha Grande, Portugal. INEB-Instituto de Engenharia Biomédica, Universidade do Porto, Porto, Portugal. ICBAS-Instituto de Ciências Biomédicas Abel Salazar, Universidade do Porto, Porto, Portugal.	**DOI:**	10.1089/wound.2013.0506
Datum:	2016 May 1	**Webseite:**	PubMed Central (PMC)
Publisher:	Advances in Wound Care		

[s99] - https://pmc.ncbi.nlm.nih.gov/articles/PMC10250628/

Autor:	Bahareh Farasati Far, Nima Broomand Lomer, Hossein Gharedaghi, Hadi Sahrai, Golnaz Mahmoudvand, Arian Karimi Rouzbahani	**Titel:**	Is beta-carotene consumption associated with thyroid hormone levels?
DOI:	10.3389/fendo.2023.1089315	**Datum:**	2023 May 26
Webseite:	PubMed Central (PMC)	**Publisher:**	Frontiers in Endocrinology

[s100] - https://pmc.ncbi.nlm.nih.gov/articles/PMC4684134/

Autor:	Christopher Wellwood, Sean Rardin	**Titel:**	Adrenal and Thyroid Supplementation Outperforms Nutritional Supplementation and Medications for Autoimmune Thyroiditis
Datum:	2014 Jun	**Webseite:**	PubMed Central (PMC)
Publisher:	Integrative Medicine: A Clinician's Journal		

[s101] - https://pmc.ncbi.nlm.nih.gov/articles/PMC9101513/

Autor:	Yana Danailova, Tsvetelina Velikova, Georgi Nikolaev, Zorka Mitova, Alexander Shinkov, Hristo Gagov, Rossitza Konakchieva	**Titel:**	Nutritional Management of Thyroiditis of Hashimoto
von:	Sofia University “St. Kliment Ohridski”, University Hospital Lozenetz, Bulgarian Academy of Sciences, Medical University of Sofia	**DOI:**	10.3390/ijms23095144
Datum:	2022 May 5	**Webseite:**	PubMed Central (PMC)
Publisher:	International Journal of Molecular Sciences		

[s102] - https://pmc.ncbi.nlm.nih.gov/articles/PMC6464647/

Autor:	Kimberly B Harding, Juan Pablo Peñ a-Rosas, Angela C Webster, Constance MY Yap, Brian A Payne, Erika Ota, Luz Maria De-Regil	**Titel:**	Iodine supplementation for women during the preconception, pregnancy and postpartum period
DOI:	10.1002/14651858.CD011761.pub2	**Datum:**	2017 Mar 5
Webseite:	PubMed Central (PMC)	**Publisher:**	The Cochrane Database of Systematic Reviews

[s103] - https://pmc.ncbi.nlm.nih.gov/articles/PMC8762991/
Titel: 43rd Annual Meeting of the European Thyroid Association. Virtual Conference, September 4–7, 2021 **von:** PubMed Central (PMC)
DOI: 10.1159/000517526 **Datum:** 2021 Aug 6
Webseite: PubMed Central (PMC) **Publisher:** European Thyroid Journal

[s104] - https://pmc.ncbi.nlm.nih.gov/articles/PMC10907906/
Autor: Jalormy S Joshi, Amardeep Shanoo, Nainita Patel, Aishwarya Gupta **Titel:** From Conception to Delivery: A Comprehensive Review of Thyroid Disorders and Their Far-Reaching Impact on Feto-Maternal Health
von: Jawaharlal Nehru Medical College, Datta Meghe Institute of Higher Education and Research **DOI:** 10.7759/cureus.53362
Datum: 2024 Feb 1 **Webseite:** PubMed Central (PMC)
Publisher: Cureus

[s105] - https://pmc.ncbi.nlm.nih.gov/articles/PMC9165850/
Autor: Stella Iacovides, Shane K Maloney, Sindeep Bhana, Zareena Angamia, Rebecca M Meiring **Titel:** Could the ketogenic diet induce a shift in thyroid function and support a metabolic advantage in healthy participants? A pilot randomized-controlled-crossover trial
von: University of the Witwatersrand; The University of Western Australia; Chris Hani Baragwanath Academic Hospital, University of the Witwatersrand; University of Auckland **DOI:** 10.1371/journal.pone.0269440
Datum: 2022 Jun 3 **Webseite:** PubMed Central (PMC)
Publisher: PLoS ONE

[s106] - https://pmc.ncbi.nlm.nih.gov/articles/PMC10385501/
Autor: Antonio Paoli, Antonino Bianco, Tatiana Moro, Joao Felipe Mota, Christianne F Coelho-Ravagnani **Titel:** The Effects of Ketogenic Diet on Insulin Sensitivity and Weight Loss, Which Came First: The Chicken or the Egg?
von: University of Padua; UCAM, Catholic University of Murcia; University of Palermo; Federal University of Goiás; APC Microbiome Ireland, University College Cork; Federal University of Mato Grosso do Sul **DOI:** 10.3390/nu15143120
Datum: 2023 Jul 12 **Webseite:** PubMed Central (PMC)
Publisher: Nutrients

[s107] - https://pmc.ncbi.nlm.nih.gov/articles/PMC9387720/
Autor: Matti L Gild, Mark Stuart, Roderick J Clifton-Bligh, Audrey Kinahan, David J Handelsman **Titel:** Thyroid Hormone Abuse in Elite Sports: The Regulatory Challenge
DOI: 10.1210/clinem/dgac223 **Datum:** 2022 Apr 19
Webseite: PubMed Central (PMC) **Publisher:** The Journal of Clinical Endocrinology and Metabolism

[s108] - https://pmc.ncbi.nlm.nih.gov/articles/PMC5399492/

Autor:	Richard S Legro, Silva A Arslanian, David A Ehrmann, Kathleen M Hoeger, M Hassan Murad, Renato Pasquali, Corrine K Welt	**Titel:**	Diagnosis and Treatment of Polycystic Ovary Syndrome: An Endocrine Society Clinical Practice Guideline
von:	National Library of Medicine (NLM)	**DOI:**	10.1210/jc.2013-2350
Datum:	2013 Nov 20	**Webseite:**	PubMed Central (PMC)
Publisher:	The Journal of Clinical Endocrinology and Metabolism		

[s109] - https://pmc.ncbi.nlm.nih.gov/articles/PMC9937587/

Autor:	Lauren T Ptomey, Nicolas M Oreskovic, James A Hendrix, Dominica Nichols, Stamatis Agiovlasitis	**Titel:**	Weight management recommendations for youth with Down syndrome: Expert recommendations
DOI:	10.3389/fped.2022.1064108	**Datum:**	2023 Feb 3
Webseite:	PMC (PubMed Central)	**Publisher:**	Frontiers in Pediatrics

[s110] - https://pmc.ncbi.nlm.nih.gov/articles/PMC10667099/

Autor:	Thomas A Wadden, Ariana M Chao, Sriram Machineni, Robert Kushner, Jamy Ard, Gitanjali Srivastava, Bruno Halpern, Shuyu Zhang, Jiaxun Chen, Mathijs C Bunck, Nadia N Ahmad, Tammy Forrester	**Titel:**	Tirzepatide after intensive lifestyle intervention in adults with overweight or obesity: the SURMOUNT-3 phase 3 trial
DOI:	10.1038/s41591-023-02597-w	**Datum:**	2023 Oct 15
Webseite:	PubMed Central (PMC)	**Publisher:**	Nature Medicine

[s111] - https://www.ncbi.nlm.nih.gov/books/NBK459466/

Autor:	Juan-Sebastián Franco, Jenny Amaya-Amaya, Juan-Manuel Anaya	**Titel:**	Thyroid disease and autoimmune diseases
von:	El Rosario University Press	**Datum:**	2013/07/18
Webseite:	NCBI Bookshelf	**Publisher:**	El Rosario University Press

[s112] - https://pmc.ncbi.nlm.nih.gov/articles/PMC5014602/

Autor:	Simone De Leo, Sun Y Lee, Lewis E Braverman	**Titel:**	Hyperthyroidism
von:	PubMed Central (PMC)	**DOI:**	10.1016/S0140-6736(16)00278-6
Datum:	2016 Mar 30	**Webseite:**	PMC
Publisher:	Lancet (London, England)		

[s113] - https://pmc.ncbi.nlm.nih.gov/articles/PMC5799701/

Autor:	Renae C Fernandez, Vivienne M Moore, Emer M Van Ryswyk, Tamara J Varcoe, Raymond J Rodgers, Wendy A March, Lisa J Moran, Jodie C Avery, R Doug McEvoy, Michael J Davies	**Titel:**	Sleep disturbances in women with polycystic ovary syndrome: prevalence, pathophysiology, impact and management strategies
von:	The University of Adelaide, Robinson Research Institute, Adelaide, SA, Australia, The University of Adelaide, Adelaide Medical School, Adelaide, SA, Australia, The University of Adelaide, School of Public Health, Adelaide, SA, Australia, The University of Adelaide, Fay Gale Centre for Research on Gender, Adelaide, SA, Australia, Adelaide Institute for Sleep Health, Flinders Centre for Research Excellence, Flinders University of South Australia, Bedford Park, SA, Australia, Monash Centre for Health Research Implementation, School of Public Health and Preventive Medicine, Monash University, Melbourne, Vic, Australia, Adelaide Sleep Health, Southern Adelaide Local Health Network, Repatriation General Hospital, Daw Park, SA, Australia	**DOI:**	10.2147/NSS.S127475
Datum:	2018 Feb 1	**Webseite:**	PubMed Central (PMC)
Publisher:	Nature and Science of Sleep		

[s114] - https://pmc.ncbi.nlm.nih.gov/articles/PMC2748127/

Autor:	Harrison G Bloom, Imran Ahmed, Cathy A Alessi, Sonia Ancoli-Israel, Daniel J Buysse, Meir H Kryger, Barbara A Phillips, Michael J Thorpy, Michael V Vitiello, Phyllis C Zee	**Titel:**	Evidence-Based Recommendations for the Assessment and Management of Sleep Disorders in Older Persons
DOI:	10.1111/j.1532-5415.2009.02220.x	**Datum:**	2009 May
Webseite:	PubMed Central (PMC)	**Publisher:**	Journal of the American Geriatrics Society

[s115] - https://pmc.ncbi.nlm.nih.gov/articles/PMC6899751/

Autor:	Thangam Venkatesan, David J Levinthal, Sally E Tarbell, Safwan S Jaradeh, William L Hasler, Robert M Issenman, Kathleen A Adams, Irene Sarosiek, Christopher D Stave, Ravi N Sharaf, Shahnaz Sultan, B U K Li	**Titel:**	Guidelines on management of cyclic vomiting syndrome in adults by the American Neurogastroenterology and Motility Society and the Cyclic Vomiting Syndrome Association
von:	American Neurogastroenterology and Motility Society and the Cyclic Vomiting Syndrome Association	**DOI:**	10.1111/nmo.13604
Datum:	2019 Jun 26	**Webseite:**	PMC
Publisher:	Wiley		

[s116] - https://pmc.ncbi.nlm.nih.gov/articles/PMC5819886/

Autor:	Sarah J Kizilbash, Shelley P Ahrens, Barbara K Bruce, Gisela Chelimsky, Sherilyn W Driscoll, Cynthia Harbeck-Weber, Robin M Lloyd, Kenneth J Mack, Dawn E Nelson, Nelly Ninis, Paolo T Pianosi, Julian M Stewart, Karen E Weiss, Philip R Fischer	**Titel:**	Adolescent Fatigue, POTS, and Recovery: A Guide for Clinicians
von:	Mayo Clinic	**DOI:**	10.1016/j.cppeds.2013.12.014
Datum:	2014 May-Jun	**Webseite:**	PubMed Central (PMC)
Publisher:	Current problems in pediatric and adolescent health care		

[s117] - https://pmc.ncbi.nlm.nih.gov/articles/PMC7288350/

Autor:	Keisuke Ikegami, Samuel Refetoff, Eve Van Cauter, Takashi Yoshimura	**Titel:**	Interconnection between circadian clocks and thyroid function
DOI:	10.1038/s41574-019-0237-z	**Datum:**	2019 Aug 12
Webseite:	PubMed Central (PMC)	**Publisher:**	Nature reviews. Endocrinology

Bild-Quellen

Die nicht aufgelisteten Bilder stammen entweder aus eigener Erstellung oder wurden mit entsprechender Lizenz erworben. Für diese Bilder sind alle Rechte vorbehalten.

Für alle anderen, hier aufgelisteten Bilder gilt:
Keines der Bilder wurde verändert, lediglich die Auflösung wurde angepasst. In der eBook-Version wurden die Bilder zu nummerierten Collagen zusammengestellt. Alle Bilder unterliegen weiterhin ihrer ursprünglichen Lizenz und werden gemäß ihrer jeweiligen Lizenzbestimmungen verwendet. Sollten Sie Fehler bei der Zuordnung oder andere Unstimmigkeiten entdecken, kontaktieren Sie uns bitte.

Datum der finalen Bildprüfung: 2025-02-08.

Verwendete Lizenz

CC0 http://creativecommons.org/publicdomain/zero/1.0/deed.en

Bildnachweise

[i1] - 001_001_001_image_hypothalamus.jpeg
https://upload.wikimedia.org/wikipedia/commons/b/b6/Hypothalamus.jpg

Date:	2005-07-06	**von:**	Methoxyroxy~commonswiki
License:	Public domain		

[i2] - 001_001_001_image_antidiuretisches_hormon.jpeg
https://upload.wikimedia.org/wikipedia/commons/c/c6/Arginine_vasopressin3d.png

Date:	2006-11-10	**von:**	Trlkly
Künstler:	Fvasconcellos	**License:**	Public domain

[i3] - 001_001_002_image_endoplasmatisches_retikulum.jpeg
https://upload.wikimedia.org/wikipedia/commons/7/76/Mammalian_pancreatic_tissue%2C_nuclear_pores_and_rough_endoplasmic_reticulum.jpg

Date:	2006-10-04	**von:**	Patho
Künstler:	Louisa Howard	**License:**	Public domain

[i4] - 001_001_003_image_gehirn.jpeg
https://upload.wikimedia.org/wikipedia/commons/5/50/Computed_tomography_of_human_brain_-_large.png

Date:	Uploaded	**von:**	Shashi.
Künstler:	Mikael Häggström	**License:**	CC0

[i5] - 001_001_003_image_herz.jpeg
https://upload.wikimedia.org/wikipedia/commons/5/57/Heart_frontally_PDA.jpg
Date: 25 October 2005 **von:** Ekko
License: Public domain

[i6] - 001_001_003_image_schilddruese.jpeg
https://upload.wikimedia.org/wikipedia/commons/a/a3/Illu_thyroid_parathyroid.jpg
Date: 2014-06-04 **von:** CFCF
License: Public domain

[i7] - 001_002_001_image_blut.jpeg
https://upload.wikimedia.org/wikipedia/commons/e/e2/Blood_Types.jpg
Date: 2023-08-02 **von:** Bondarev.gal
License: CC0

[i8] - 001_002_001_image_urin.jpeg
https://upload.wikimedia.org/wikipedia/commons/1/1f/Urine_test_samples.jpg
Date: 2024-09-03 **von:** Fumikas Sagisavas
License: CC0

[i9] - 001_002_002_image_biopsie.jpeg
https://upload.wikimedia.org/wikipedia/commons/f/f9/Histopathology_of_thyroid_hyperplasia_with_follicula r_hemorrhage.jpg
Date: 2023-11-16 **von:** Mikael Häggström
License: CC0

[i10] - 001_002_003_image_hirnanhangdruese.jpeg
https://upload.wikimedia.org/wikipedia/commons/5/58/High_magnification_histology_of_pars_distalis_of_th e_anterior_pituitary_gland.png
Date: 2020-07-28 **von:** Mikael Häggström
License: CC0

[i11] - 001_002_003_image_thyroxin.jpeg
https://upload.wikimedia.org/wikipedia/commons/8/82/Thyroid_hormone_synthesis.png
Date: 2011-06-16 **von:** Mikael Häggström
License: CC0

[i12] - 001_003_001_image_mutationen.jpeg
https://upload.wikimedia.org/wikipedia/commons/a/a3/Simple_Example_for_Accumulation_of_Genetic_Mut ations.png
Date: 2015-10-08 **von:** Angelahartsock
License: CC0

[i13] - 001_003_002_image_hashimotothyreoiditis.jpeg
https://upload.wikimedia.org/wikipedia/commons/f/f9/Hashimoto_Thyroiditis.jpg
Date: 2010-08-30 **von:** Schomynv
License: Public domain

[i14] - 001_003_002_image_selen.jpeg
https://upload.wikimedia.org/wikipedia/commons/e/e0/Selen_1.jpg
Date: 2006-03 **von:** Lambdadra
Künstler: de:User:Tomihahndorf **License:** Public domain

[i15] - 001_003_002_image_stress.jpeg
https://upload.wikimedia.org/wikipedia/commons/6/66/Stress_ball_manipulation.jpg
Date: 15 April 2006 **von:** BotMultichill
Künstler: Kallemax **License:** Public domain

[i16] - 002_001_001_image_alopezie.jpeg
https://upload.wikimedia.org/wikipedia/commons/d/d5/Alopecia_areata_head.jpg

Date:	2013-05-26	**von:**	Who
License:	Public domain		

[i17] - 002_001_001_image_dehnungsstreifen.jpeg
https://upload.wikimedia.org/wikipedia/commons/4/4a/Stretch_marks_2.jpg

Date:	2011-10-11	**von:**	Handcuffed
License:	CC0		

[i18] - 002_001_002_image_depression.jpeg
https://upload.wikimedia.org/wikipedia/commons/5/54/Depression-loss_of_loved_one.jpg

Date:	2009-04-15	**von:**	Baker131313
License:	Public domain		

[i19] - 002_001_002_image_gedaechtnis.jpeg
https://upload.wikimedia.org/wikipedia/commons/0/0a/Human_brain_NIH.png

Date:	2007-07-23	**von:**	Talgraf777
Künstler:	National Institutes of Health	**License:**	Public domain

[i20] - 002_002_001_image_selenmethionin.jpeg
https://upload.wikimedia.org/wikipedia/commons/1/15/Selenomethionine-from-xtal-3D-balls.png

Date:	2009-01-13	**von:**	Benjah-bmm27
Künstler:	Ben Mills	**License:**	Public domain

[i21] - 002_002_002_image_laktose.jpeg
https://upload.wikimedia.org/wikipedia/commons/4/4c/Lactose-free_milk%2C_BKK%2C_2021-10-01.jpg

Date:	2021-10-01	**von:**	21janvier1793
License:	CC0		

[i22] - 002_002_003_image_oxidativer_stress.jpeg
https://upload.wikimedia.org/wikipedia/commons/f/f9/Lewis_Researcher_in_the_Materials_and_Stresses_Building_%28GRC-1952-C-31339%29.jpg

Date:	Taken	**von:**	OptimusPrimeBot
Künstler:	NASA Glenn Research Center	**License:**	Public domain

[i23] - 002_003_001_image_ashwagandha.jpeg
https://upload.wikimedia.org/wikipedia/commons/4/48/Aswagandhaherb11.jpg

Date:	2008-11-22	**von:**	Piouswatson
License:	Public domain		

[i24] - 002_003_001_image_coleus_forskohlii.jpeg
https://upload.wikimedia.org/wikipedia/commons/4/43/Coleus_forskohlii.jpg

Date:	1968-02-11	**von:**	Shizhao
Künstler:	Naturalis Biodiversity Center	**License:**	CC0

[i25] - 002_003_002_image_achtsamkeit.jpeg
https://upload.wikimedia.org/wikipedia/commons/c/c1/School_children_meditating.jpg

Date:	2014-10-13	**von:**	Farang Rak Tham
Künstler:	Kochphon (Honey) Onshawee	**License:**	CC0

[i26] - 002_003_002_image_asana.jpeg
https://upload.wikimedia.org/wikipedia/commons/d/d6/A_woman_doing_Yoga_-_A_statue_in_Prayagraj.jpg

Date:	2020-06-18	**von:**	Apurv013
License:	CC0		

[i27] - 002_003_002_image_meditation.jpeg
https://upload.wikimedia.org/wikipedia/commons/0/00/Meditation_Focus_Point.jpg

Date:	2024-12-12	**von:**	Bondigoldwiki
License:	CC0		

[i28] - 002_003_002_image_yoga.jpeg
https://upload.wikimedia.org/wikipedia/commons/f/fc/Yoga_Room_-_23_RAW-Export_%28Sergej_Majboroda_via_Poly_Haven%29.png

Date:	08.3.2023	**von:**	PantheraLeo1359531
Künstler:	https://polyhaven.com/all?a=Sergej%20Majboroda	**License:**	CC0

[i29] - 002_003_003_image_joggen.jpeg
https://upload.wikimedia.org/wikipedia/commons/f/f0/Jogging_man_betweeen_running_light_figures_on_the_Toronto_bridge%3B_free_photo_Amsterdam%2C_Fons_Heijnsbroek%2C_06-01-2022.jpg

Date:	2022-01-06	**von:**	FotoDutch
Künstler:	Fons Heijnsbroek	**License:**	CC0

[i30] - 002_003_003_image_krafttraining.jpeg
https://upload.wikimedia.org/wikipedia/commons/2/2b/Strength_Training_During_Albany_Waterfront_Loop_Run.jpg

Date:	2009-08-31	**von:**	Jstrishak
License:	Public domain		

[i31] - 002_003_003_image_pilates.jpeg
https://upload.wikimedia.org/wikipedia/commons/9/91/Pilates_01.jpg

Date:	2008-02	**von:**	ISED
Künstler:	J. Vílchez	**License:**	Public domain

[i32] - 002_003_003_image_radfahren.jpeg
https://upload.wikimedia.org/wikipedia/commons/0/05/Military_cyclists_in_pace_line.jpg

Date:	Taken	**von:**	Pimlottc
Künstler:	Airman Nathan Doza	**License:**	Public domain

[i33] - 003_001_001_image_amiodaron.jpeg
https://upload.wikimedia.org/wikipedia/commons/2/24/Amiodarone-based-on-hydrochloride-xtal-3D-sf.png

Date:	2021-01-10	**von:**	Benjah-bmm27
Künstler:	Ben Mills	**License:**	Public domain

[i34] - 003_001_001_image_kortikosteroide.jpeg
https://upload.wikimedia.org/wikipedia/commons/f/f0/Glucocorticoid_receptor.png

Date:	23 July 2007	**von:**	Gonn
Künstler:	Boghog2	**License:**	Public domain

[i35] - 003_001_003_image_kribbeln.jpeg
https://upload.wikimedia.org/wikipedia/commons/2/29/CT_of_spondylosis_causing_radiculopathy.png

Date:	2019-04-16	**von:**	Mikael Häggström
License:	CC0		

[i36] - 003_001_003_image_muedigkeit.jpeg
https://upload.wikimedia.org/wikipedia/commons/e/e3/Fatigue2.jpg

Date:	13 October 2012	**von:**	Fel23
Künstler:	geralt	**License:**	CC0

[i37] - 003_002_001_image_stoffwechsel.jpeg
https://upload.wikimedia.org/wikipedia/commons/2/22/ATP-3D-vdW.png

Date:	2007-01-21	**von:**	Benjah-bmm27
License:	Public domain		

[i38] - 003_002_002_image_magnesium.jpeg
https://upload.wikimedia.org/wikipedia/commons/e/e8/Frangula_alnus_with_magnesium_deficiency.jpg

Date:	2008-12-09	**von:**	Karduelis
License:	Public domain		

[i39] - 003_002_002_image_zink.jpeg
https://upload.wikimedia.org/wikipedia/commons/9/9d/Symptoms_of_Citrus_Blight_Disease.jpg

Date:	2004-11-10	**von:**	Collindeandouglas
Künstler:	Stephen M. Garnsey	**License:**	Public domain

[i40] - 003_002_003_image_vitamin_a.jpeg
https://upload.wikimedia.org/wikipedia/commons/9/9e/Retinol_3D_balls.png

Date:	2011-06-15	**von:**	Jynto
License:	CC0		

[i41] - 003_003_002_image_leber.jpeg
https://upload.wikimedia.org/wikipedia/commons/6/6f/Human_Hepar.jpg

Date:	2007-05-22	**von:**	Konto na chwilę
Künstler:	Suseno	**License:**	Public domain

[i42] - 004_001_001_image_lymphozyt.jpeg
https://upload.wikimedia.org/wikipedia/commons/8/89/SEM_Lymphocyte.jpg

Date:	1976-09-20	**von:**	DO11.10
License:	Public domain		

[i43] - 004_001_001_image_tumornekrosefaktoralpha.jpeg
https://upload.wikimedia.org/wikipedia/commons/d/d0/TNF-alpha.png

Date:	2009-05-15	**von:**	Doxepine
License:	Public domain		

[i44] - 004_001_003_image_diabetes_mellitus_typ_1.jpeg
https://upload.wikimedia.org/wikipedia/commons/9/93/T1DRpng.png

Date:	2012-11-17	**von:**	Mexus951
Künstler:	type1diabetesawareness.org	**License:**	CC0

[i45] - 004_001_003_image_pernizioese_anaemie.jpeg
https://upload.wikimedia.org/wikipedia/commons/6/6c/RBC_micrograph.jpg

Date:	2010-01-24	**von:**	Medicallessons
Künstler:	Redbloodcells.jpg	**License:**	Public domain

[i46] - 004_002_002_image_speisesalz.jpeg
https://upload.wikimedia.org/wikipedia/commons/3/33/Iodized_salt_found_in_Ted_Kaczynski%27s_cabin.jpg

Date:	circa	**von:**	Kingofthedead
Künstler:	Federal Bureau of Investigation agents	**License:**	Public domain

[i47] - 004_003_003_image_cortisol.jpeg
https://upload.wikimedia.org/wikipedia/commons/c/c0/Cortisol-3D-balls.png

Date:	2008-05-26	**von:**	Benjah-bmm27
Künstler:	Ben Mills	**License:**	Public domain

[i48] - 005_001_003_image_aktivitaetstracker.jpeg
https://upload.wikimedia.org/wikipedia/commons/a/a0/Fitness_training_improves_run_times_%288276719%29.jpg

Date:	Taken	**von:**	OptimusPrimeBot
Künstler:	Eve Daugherty	**License:**	Public domain

[i49] - 005_001_003_image_heisshunger.jpeg
https://upload.wikimedia.org/wikipedia/commons/d/d2/Cravings_%28Unsplash%29.jpg

Date:	Taken	**von:**	Fæ
Künstler:	brookelark	**License:**	CC0

[i50] - 005_001_003_image_schlaf.jpeg
https://upload.wikimedia.org/wikipedia/commons/3/3a/A_child_sleeping.jpg

Date:	2007-04-23	**von:**	Alessandro Zangrilli
License:	Public domain		

[i51] - 005_002_002_image_entspannungstechniken.jpeg
https://upload.wikimedia.org/wikipedia/commons/8/86/750x500px_photo_10.jpg

Date:	2022-09-23	**von:**	Resimi
Künstler:	Unknown authorUnknown author	**License:**	CC0

[i52] - 005_002_003_image_rezeptor.jpeg
https://upload.wikimedia.org/wikipedia/commons/c/c4/1FYT_T-cell_receptor_and_HLA_class_II_complex.png

Date:	2013-09-01	**von:**	Takuma-sa
License:	CC0		

[i53] - 005_002_003_image_schichtarbeit.jpeg
https://upload.wikimedia.org/wikipedia/commons/6/61/GROUP_OF_MINERS_WAITING_TO_GO_TO_WORK_ON_THE_4_P.M._TO_MIDNIGHT_SHIFT_AT_THE_VIRGINIA-POCAHONTAS_COAL_COMPANY_MINE_%5E4..._-_NARA_-_556348.jpg

Date:	April	**von:**	Hohum
Künstler:	NARA record: 8464440	**License:**	Public domain

[i54] - 005_003_001_image_selbstmitgefuehl.jpeg
https://upload.wikimedia.org/wikipedia/commons/f/f3/Compassion_Nederland.jpg

Date:	2015-06-28	**von:**	Apdency
License:	CC0		

[i55] - 005_003_003_image_ferritin.jpeg
https://upload.wikimedia.org/wikipedia/commons/1/1d/PDB_2ux1_EBI.png

Date:	2009-06-17	**von:**	DonabelSDSU.bot
Künstler:	European Bioinformatics Institute	**License:**	Public domain

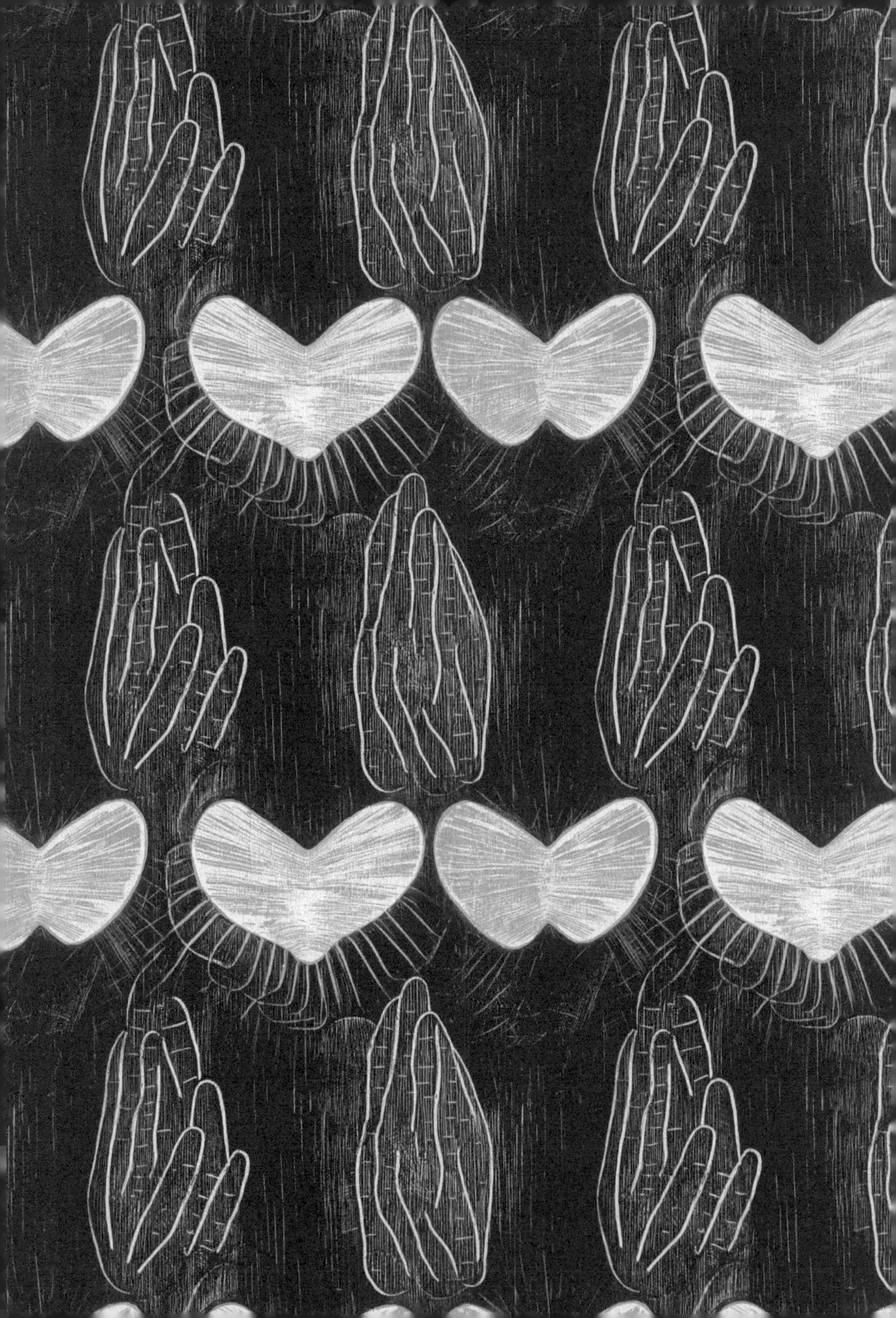

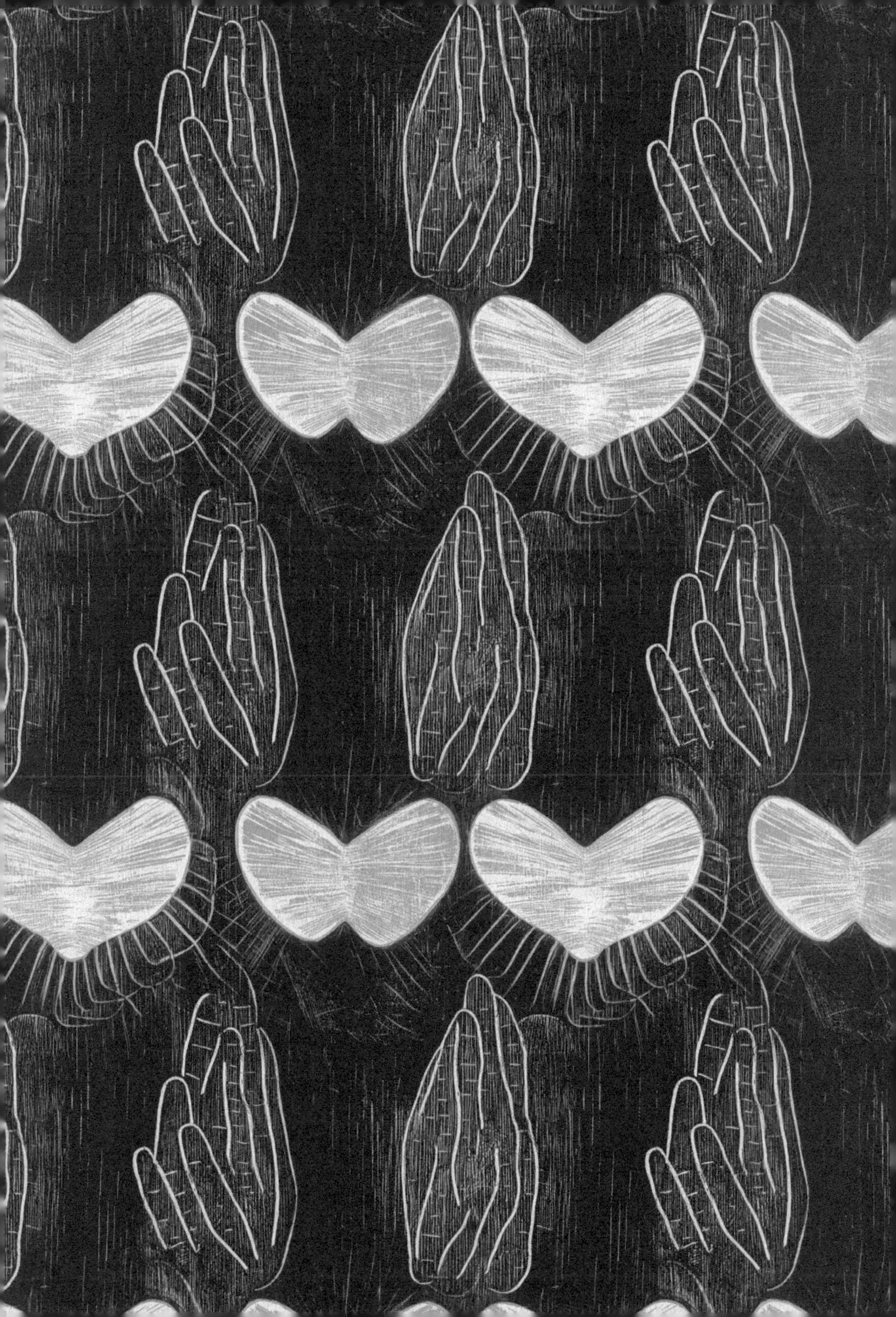

FSC
www.fsc.org
MIX
Papier | Fördert
gute Waldnutzung
FSC® C083411

Kolibri 360 GmbH
Ferdinand-Jühlke-Straße 7
99095 Erfurt, Deutschland
produktsicherheit@kolibri360.de